激瘦食物燃脂飲食法

揭開「激瘦食物」的祕密，2大階段×14天飲食計畫，
啟動瘦子基因，高效減掉體脂肪

The Sirtfood Diet

The revolutionary plan for health and weight loss

艾登・高金斯 格林・馬登——著
Aidan Goggins Glen Matten

王念慈——譯

敬告讀者

此出版物僅載錄作者的觀點和想法，作者與出版商均無提供書中提及的健康服務。讀者欲採用本書的任何建議或推論前，應先充分諮詢自己的醫療和健康照護人員。作者和出版商在此特別聲明，您在使用和應用本書的內容時，產生的任何直接性或間接性損失或風險，我方皆毋須爲其負責。

獻詞

我們要謝謝都柏林大學的公共衛生專家派錐歌・萊恩博士（Padhraig Ryan），他為此研究的設計，還有成果的分析和發表，投入了寶貴的心力。

CONTENTS

推薦序 12
前言 17

CHAPTER 01 「乙醯化酶基因」的科學論據
老鼠和人體的研究 42 — 斷食法的優缺點 43
運動的效果 45 — 進入激瘦食物的世界 46

CHAPTER 02 擊退體脂肪
瘦子基因 51 — 脂肪剋星 53
白色脂肪組織與棕色脂肪組織 56
控制食慾 59

CHAPTER 03 維持和增加肌肉量
維持肌肉量的好處？ 65
乙醯化酶基因和肌肉量的關係 66
激瘦食物與斷食 67 — 讓肌肉常保青春 70

CHAPTER 04 健康特效藥
乙醯化酶基因與百分之七十人口的命運 74

CHAPTER 05
激瘦食物
激瘦食物的好處 82
無法打敗你的，都會使你強大 83
揭開多酚的面紗 84 — 激瘦食物 86

CHAPTER 06
世界各地的激瘦食物
一窺長壽之境 93 — 可可不會讓你變胖 94
薑黃的優點 96 — 綠茶帶來的生機 97
地中海飲食的精髓 98

CHAPTER 07
打造一份最有益健康和減重的飲食
攝取足量的激瘦食物 103
協同作用的力量 104
榨汁和吃原型食物各有優點 106
蛋白質的力量 108 — 早點吃飯 110
美味不打折 112 — 開心吃飯 115

CHAPTER 08
最棒的二十種激瘦食物
芝麻葉 120 — 蕎麥 121 — 酸豆 122
芹菜 123 — 辣椒 125 — 可可 126
咖啡 127 — 特級初榨橄欖油 128
大蒜 129 — 綠茶（尤其是抹茶） 131
羽衣甘藍 132 — 帝王椰棗 133
巴西里 134 — 紅菊苣 135
紫洋蔥 136 — 紅酒 137
大豆 138 — 草莓 137
薑黃 140 — 核桃 142

CHAPTER 09

第一階段：七日重啟激瘦基因

這段期間會發生怎樣的變化？ 144
第一階段該做些什麼？ 145
激瘦食物蔬果汁 150
第一階：七日飲食指南 153

CHAPTER 10

第二階段：維持激瘦狀態

這段期間會發生怎樣的變化？ 160
第二階段該做些什麼？ 161
餐點的分量 162
重返一日三餐 164
激瘦食物小零嘴 166
「激瘦化」你的餐點 167
一次煮多一點 168
十四天飲食計畫 169

CHAPTER 11

為激瘦飲食加分的營養素和生活習慣

除了最棒的二十種激瘦食物，你還能吃哪些食物？ 175
蛋白質的力量 180
Omega-3 脂肪酸的力量 184
激瘦食物飲食法能提供完善的營養嗎？ 186
體能活動的影響力 190

CHAPTER 12

激瘦食物是各種飲食的神隊友

原始人飲食 195
低碳水化合物飲食 196
間歇性斷食／「5：2輕斷食」 198
無麩質飲食 201

CHAPTER 13

Q&A

第一階段期間我應該運動嗎？ 206
我已經很苗條了，還可以執行這套飲食嗎？ 206
我很胖，適合激瘦食物飲食法嗎？ 208
已經達到目標體重，要停止激瘦飲食嗎？ 209
我已經完成第二階段，要停止早上喝一杯激瘦食物蔬果汁的習慣嗎？ 210
正在接受藥物治療，可以執行這套飲食嗎？ 210
孕婦可以執行這項飲食嗎？ 211
孩童適合食用激瘦食物嗎？ 212
我會在第一階段出現頭痛或疲累的感覺嗎？ 213
我應該服用補充劑嗎？ 213
我可以用怎樣的頻率，重複執行第一階段和第二階段的激瘦食物飲食法？ 214
激瘦食物飲食法能提供足夠的纖維素嗎？ 215
我應該把超級食物也納入飲食嗎？ 216
第一階段一定要以七天爲限嗎？可以把它縮短幾天嗎？ 217
只要有吃大量的激瘦食物，就可以隨心所欲地吃我想吃的東西，並持續看到成果嗎？ 217
我可以在盡情大吃高熱量激瘦食物的條件下，持續減重嗎？ 218
有機的食物會比較好嗎？ 219

CHAPTER 14

激瘦食物食譜

醬燒蝦仁炒蕎麥麵 224
味噌芝麻豆腐角佐薑黃辣炒綠蔬 226
鼠尾草火雞肉排白花椰菜小米飯 229
全素印度扁豆咖哩蕎麥飯 232
薑黃烤雞胸溫沙拉佐莎莎醬 234
哈里薩辣醬烤豆腐佐白花椰菜小米飯 236
激瘦草莓可可多穀優格 239
炙燒鮭魚排佐甜烤菊苣和酪梨番茄沙拉 241
義式托斯坎尼燉菜 243
草莓酪梨蕎麥沙拉 245
味噌烤鱈魚佐麻香炒蔬菜 246
味噌豆腐蕎麥麵佐綠蔬 248
鮭魚激瘦超級沙拉 250
炭烤牛排佐紅酒醬、洋蔥圈、蒜味羽衣甘藍 252
墨西哥辣豆醬佐烤馬鈴薯 256
激瘦食物煎蛋捲 258
烤雞胸肉佐核桃巴西里青醬和紫洋蔥沙拉 260
華爾道夫沙拉 260
烤茄子佐核桃巴西里青醬和番茄沙拉 265
激瘦食物奶昔 267
爆餡全麥口袋餅 269
奶油南瓜椰棗鍋佐蕎麥飯 271
芹菜棒和燕麥餅佐味噌白鳳豆沾醬 274
莓果核桃黑巧克力優格 276
羽衣甘藍咖哩雞佐烤馬鈴薯角 277
洋蔥炒蛋 280
激瘦辣豆醬 282
蘑菇炒豆腐 285

酸豆煙燻鮭魚佐白酒番茄蕎麥義大利麵 287
蕎麥義大利麵沙拉 289
草莓蕎麥鬆餅佐黑巧克力醬和核桃碎 291
味噌豆腐香菇湯 294
激瘦食物披薩 296
可可核桃椰棗球 301

致謝 303
詞彙表 304
參考文獻 309

各界推薦

一份非嘩眾取寵的飲食，對健康和減重都有驚人的幫助。艾登和格林讓大家知道，人人都可因激瘦食物飲食法的美味食物受惠。我是這份飲食的鐵粉！

——蘿倫・帕絲可（Lorraine Pascale），電視名廚和美食作家

我體會到了意想不到的飲食境界。在艾登和格林的幫助下，激瘦食物飲食法讓我的身體組成和健康狀態達到前所未見的絕佳狀態。

——大衛・海耶（David Haye），重量級拳王

大家都在問我容光煥發的祕訣。答案就是艾登和格林的激瘦食物飲食法。自從嘗試過這個飲食後，我就再也離不開它了。

——裘蒂・潔德（Jodie Kidd），模特兒和電視節目主持人

艾登和格林徹底顛覆了我過去的飲食方式。他們的專業知識和激瘦食物飲食法棒呆了，是我得到完美體態，以及在二〇一五橄欖球世界盃展現出最佳狀態的關鍵。

——詹姆斯．哈斯凱爾（James Haskell），國際英格蘭橄欖球巨星

我更健康、更靈活，也擁有了絕佳的身體狀態。激瘦食物是助我在表現上再創新巔峰的祕訣，我有信心在即將到來的美洲盃帆船賽中，為英國人寫下歷史。

——班．安斯萊爵士（Ben Ainslie），四居奧運金牌得主

推薦序

皮特・杰拉西莫（Pete Geracimo）

我們能否擺脫臃腫的體態，日常的營養扮演著不可或缺的關鍵角色。舉凡我們選擇用哪些食物作爲身體的燃料，還有飲食的分量，都屬於營養的範疇。乍聽之下，你或許會覺得這一切有點艱深、難懂，但如果我告訴你，有一套方法可以讓你比較輕鬆的掌握這項關鍵因素，達到減重和保持健康的目標呢？

我一直是個反對節食的教練。我討厭「節食」這個字眼，因爲對許多人而言，它帶有某種負面含義。我大部分的學員也都對這個字眼嗤之以鼻。這個字眼讓他們覺得自己被判了無期徒刑，只能一輩子以乏味和無趣的餐點果腹，所以他們多半不到一週就會放棄所謂的節食，重返舊有的飲食習慣！既然如此，此刻我爲什麼會在這裡爲《激瘦食物燃脂飲食法》寫推薦序呢？我又爲什麼要把這套飲食介紹給我的學員？我的答案很簡單：因爲這套飲食有別於過去的各種飲食。它是一套全新的飲食方式，可以爲每一個人帶來驚人的好處。

我在健身產業已經工作了二十幾年，看過各式各樣風靡一時的飲食。爲了讓我的學員對這些「好萊塢巨星推崇」飲食有正確的了解，這些飲食我全都試過。我想更淸楚這些飲食的運作方式，像是：它們對身體會有怎樣的影響？能達到怎樣的成果？還有成效會不會只是曇花一現，無法永續長存？就我個人的看法，任何會剝奪你幸福感或享受美食樂趣的減重飲食，都應該竭力避免，因爲這類飲食計畫只會讓你走向失敗。我的學員不喜歡它們，但對有些必須持續面對鎂光燈的人來說，比起快樂和健康，他們更在乎自己在衆人眼中的形象。然而，不管是面對辛苦的工作和繁忙的日常生活，營養都不該成爲扯你後腿的角色，爲你的表現加分才是它應該做的事。

我跟艾登和格林已經密切合作好幾年了，我親眼見過他們改變了無數人的人生。他們設計的飲食，不但將頂尖的運動員推上了世界冠軍的寶座，也曾幫助某些人戰勝了傳統醫學無法治癒的疾病。他們用澆不熄的熱情宣揚這些有科學依據的正確營養知識，告訴衆人當代的健康問題能怎樣透過飲食矯治。倘若我們能不受各種雜亂的營養訊息所干擾，只聚焦在正確的營養知識上，或許就有望反轉和中止肥胖和疾病對我們的折磨。

不論我的學員是什麼身分，我都一定會與艾登和格林聯手規劃他們的營養計畫，而「激瘦食物飲食法」正是打造這些客製菜單的基礎。原因很簡單：這套飲食會讓每一個遵循者受惠——它除了能大幅提振活力、心情和健康，還能大幅降低慢性病的風險。你說，這樣的飲食還有什麼可挑剔的？！我的學員都很愛這套飲食，因爲它能讓他們更有效率的運動，縮短他們待在健身房的時間；同時，他們還可以享用自己最愛的美食。除此之外，這套飲食還會讓我們得到一個額外的好處，那就是「消脂」。爲了支應因這套飲食大幅提升的各種新陳代謝活動，我們的身體會轉而消耗身上的脂肪。因此，就算我們遵循這套飲食不是爲了減肥，整個人也會變得輕盈不少。這些好處我和我的學員都親身經歷過，且每次的成果都令人驚豔。

「激瘦食物飲食法」還是個非常適合美食愛好者的飲食方式。有太多減重和健康飲食的主張徹底偏離了現實。如果飲食失去了應有的樂趣，你就不能奢望執行者能長期堅守這樣的飲食方式。「激瘦食物飲食法」完全沒有這方面的困擾。它爲你帶來的所有好處，都是源自於你吃進的美味食物，而非沒有吃的那些食物。也就是說，這套飲食不但可以讓你品味更可口的餐點，更能讓你從中獲得一大堆的好處。就是這一點讓我的學員愛死它了！

「激瘦食物飲食法」也能讓我們重拾在用餐時間話家常、交流情感的美好時光。視你的生活日常而定，不論你是在拍電影、辦世界巡迴演唱會，或忙於家務，在用餐時間坐下來好好吃一頓飯，都能讓你與其他人建立起家人般的緊密情誼。在「激瘦食物飲食法」的原則下，你可以很輕鬆的做到「毫無罪惡感的自在用餐」這一點，因爲它會讓你知道，你吃進嘴裡的每一口食物都能使你更加健康。書中的食譜不但實用、好準備，還可以讓你做出一道道可口的佳餚。吃完飯，看到桌上的飯菜都被吃得精光，每個人都心滿意足，眞的是一件很開心的事。

本書書名中的「飲食法」一詞可能會讓有些人避之唯恐不及，因爲這會讓他們想到常與飲食法綁在一起的「節食」舉動。不過，本書所說的飲食法，與節食沒半點關係，它說的是一種你可以奉行一輩子的飲食方式。這本書適合每一個想讓自己變得更健康的人，它能讓你在走向巔峰的路上，保有享受生活和美食的權利；這本書也適合想透過小小改變看見大大轉變的人，還有想持續減重，又不想花大把時間在健身房或餓肚子的人。

這套飲食的這些驚人好處，不只我親身體驗過，我的學員也都親身體驗過。我們曾經都是對各種飲食法敬謝不敏的人，但現在，我們都只認定這種飲食法。所以給自己一個機會，此刻你也可以體驗和享受看看這套飲食的魔力！

本文作者為皮特・杰拉西莫（Pete Geracimo）。
他是許多名人御用健身教練，學員有歌手愛黛兒（Adele Laurie Blue Adkins）、名媛琵琶・密道頓（Pippa Middleton）、演員布萊恩・辛格（Bryan Singer）、歌手吉米・拜恩（Jimmy Barnes），以及演員金・凱特羅（Kim Catrell）等人。

前言

聽到醫師口中吐出的字句，蘿倫覺得她的世界粉碎了。二〇一四年，是她人生最大起大落的一年。那時她才五十一歲，在幾個月前辭掉了工作，正興高采烈地籌劃她生命的下一個篇章。宛如好萊塢浪漫愛情電影的劇本般，蘿倫不久前才和她年輕時的舊情人雷納克重逢，三十年前他們曾經是對戀人。他們即將步入禮堂，但此刻她卻被告知得到了乳癌。幸好，治療很成功，只是化療的副作用還是讓他們吃了不少苦頭。

多年來，蘿倫一直在和她的體重奮戰。她試過市面上流行過的各種飲食，可是每一次她的體重都不減反增。現在她還覺得自己的整體狀態變得很不好，整個人「不安、笨重，又嗜睡」。她開始靠吃東西尋求慰藉，還發現自己在從事散步這類過去她非常喜歡的簡單活動時，會有種在跑馬拉松的感覺。短短的幾個月內，蘿倫就胖了九公斤。接著，醫師告訴她，接下來的十年，她都必須持續服用抗癌藥物「泰莫西芬」，而這款常見抗癌藥物的著名副作用就是變胖和嗜睡。換句話說，未來的每一天，蘿倫都必須吞下一片錠劑來降低癌症復發的機率，但與此同時，她的活力和整體狀態也會因此大打折扣。

蘿倫並不打算就這樣任藥物擺布。雖然她的支柱，也就是她的現任老公雷納克並不是個飲食控，但他想和蘿倫一起試試他讀到的一套全新減重飲食。這套飲食是以天然、號稱對健康好處多多的蔬食爲基礎，所以他覺得試試也無妨，反正也不會有什麼損失。於是，他們一起開始執行「激瘦食物飲食法」。頭六週，蘿倫就瘦了九公斤，而且就連原本就沒多胖的雷納克，在這段期間也瘦了五公斤。對蘿倫來說，這是一大突破，但更令她驚喜的是，她的整體狀態也隨著這份飲食出現了顯著的轉變。她覺得自己的活力大振，對生活重新燃起了熱情。她靠吃東西尋求慰藉的行爲消失了，垃圾食物對她也不再具有吸引力。她又能從事她過往的日常活動了，而且每天都感覺到自己越變越好。蘿倫說：「多年來我們始終認爲，這是我們這輩子做過最棒的事之一。它跟一般認知中的飲食法不一樣，它是一種你可以奉行一輩子的飲食方式。現在我不但完全感受不到藥物的副作用，也不必再擔心自己何時要再次『節食』。」

在每年以各種飲食法減重的億萬人口中，大概只有百分之一的人能永久性的減去身上多餘的重量。[1] 那些飲食法不但無法在減重的戰役中貢獻戰力，也無力遏制襲捲現代社會的慢性病海嘯。

現代人或許能活得比較久，但並沒有活得比較健康。驚人的統計數據顯示，過去短短十年內，我們整個人生中的生病時間已經翻了一倍，從百分之二十提升到百分之四十。以現代人的壽命推算，等於我們幾乎有三十二年的時間，都會處在不健康的狀態。接下來，請你詳閱下列的統計。現在，每十人就有一人患有糖尿病，還有三人快要得到糖尿病。每五人就有兩人會在人生的某個階段被診斷出癌症。如果你看到三個年過五十的女性，她們其中就有一人有骨質疏鬆性骨折的問題。然後，就在你讀完這本書一頁的內容時，臨床上就會多了一個阿茲海默症的新個案，還會有某個人死於心臟疾病，而這一切還僅僅是美國的情況。

知道這些，你就會明白過去的那些「飲食法」對我們其實沒什麼太大的幫助。但現在我們發現了「激瘦食物飲食法」，它不只是個革命性的創新飲食方式，還很容易執行，能有效幫助我們擁有更輕盈的體態和更健康的人生。

何謂激瘦食物？

我們削減熱量時造成的熱量缺口，會活化所謂的「瘦子基因」。這會在我們體內引發許多的正面轉變。該基因的活化，會使我們的身體進入一種生存模式，它會停止儲存脂肪，同時暫緩常態性的生長活動。這個時候，人體會燃燒體內儲存的脂肪，並啟動強大的管家基因（housekeeping gene）來修復和回春我們的細胞，讓它們煥然一新。最終，我們就會得到減重和抵抗力提升的好處。

不過，就如許多節食者所知，減少熱量的攝取量是要付出代價的。短期的減少熱量攝取量會導致飢餓、煩躁、疲倦和肌肉流失。長期的熱量限制飲食，則會導致我們的新陳代謝停滯。這就是所有熱量限制飲食的弊病，也是爲什麼就長遠來看，有百分之九十九的節食者都注定會減重失敗的原因。

這一切讓我們不禁提出了一個重要的問題：有沒有什麼辦法既能讓我們享有活化瘦子基因帶來的龐大好處，又能讓我們不需忍受堅守嚴格的熱量限制飲食所伴隨的缺點？

激瘦食物就是這道題目的解答，它是科學家最近發現的一群神奇食物。激瘦食物都富含特別大量的特殊營養成分，而我們把這類食物吃下肚後，這些營養成分就會活化我們的瘦子基因。沒錯，就是我們前面說到，在進行熱量限制飲食時會激活的那些瘦子基因。這些被俗稱為瘦子基因的基因，在學術上的專有名稱是乙醯化酶基因，因為它們是這種蛋白的基因編碼。這些基因一直到二〇〇三年，才因一項極具代表性的研究受到矚目。當時研究人員發現，可在葡萄皮和紅酒中找到的白藜蘆醇化合物，能大幅增加酵母菌的壽命。[2]更驚人的是，白藜蘆醇延年益壽的效果，竟然跟熱量限制飲食相同，但它卻是在完全沒降低熱量攝取量的情況下做到這件事。自此之後，陸續有研究顯示，白藜蘆醇能夠延長蠕蟲、果蠅、魚類，甚至是蜜蜂的壽命。[3]老鼠和人體實驗的初步研究則指出，白藜蘆醇可以阻擋高熱量、高脂和高糖飲食的有害影響，並藉由延緩老化相關疾病，促進健康老化、增進健康。[4]基本上，已經有研究證實，它能發揮與熱量限制飲食和運動相仿的效果。

由於紅酒含有豐富的白藜蘆醇，所以它順理成章成了第一個被譽為「激瘦食物」的食物。這個稱號不只點出了飲用紅酒的相關健康功效，甚至還說明了為什麼喝紅酒的人比較不會胖那麼多。[5]然而，這僅僅是探討激瘦食物的開端。

科學家發現白藜蘆醇後，眾人對健康這個領域的研究也來到了一個新的境界，製藥業更是立刻在這方面投入了大量的心力。研究人員開始篩選成千上萬種的各式化學物質，看看它們是否具備活化人類乙醯化酶基因的能力。這些研究讓我們知道，不單單是白藜蘆醇，其實還有很多天然的植物化合物都有活化乙醯化酶基因的特性。同時，這些研究也讓我們知道，這類植物化合物有可能完整囊括在特定食物中，相輔相成地增加彼此的吸收率，讓食物將活化乙醯化酶基因的能力發揮到極致。不過，這一點也正是科學家在研究白藜蘆醇時，碰到的一大難題。研究白藜蘆醇的研究人員發現，若是讓實驗對象單獨攝取白藜蘆醇，往往都要用到非常大的劑量，才能讓他們獲得和喝紅酒一樣的好處。這是因為紅酒中除了有白藜蘆醇，還有許多各式各樣的天然化合物，像是豐富的白皮杉醇、槲皮素、楊梅黃酮和表兒茶素等；這些化合物全都可以獨自活化我們的乙醯化酶基因，更重要的是，它們還可以發揮一加一大於二的力量。

製藥業萬分苦惱的是，營養素或食物不是藥品，他們不能靠它們賺進大把鈔票。於是他們砸下數億美元的經費，發展各種合成化合物，並對它們進行試驗，希望能藉此找到那個讓他們發大財的神奇藥丸。目前已有多項活化乙醯化酶藥物的研究正針對各種慢性疾病進行探討；另外，美國食品及藥物管理局還首次批准一款抗老化藥物展開人體試驗，看它是否可以延緩老化。

這些藥廠追求的目標看起來或許很吸引人，但如果我們有記取歷史的教訓，就該知道自己不應對這樣的藥物抱有太大的期望。製藥和保健食品產業已經不是第一次想透過單一的藥品或營養素，來模擬食物和飲食中的好處了。可是，每一次這些純化出來的產品總會伴隨著一些副作用。你想想，明明此刻我們就可以輕易從飲食獲得這些驚人的好處，爲什麼又要白白花個十幾年去等待這些所謂的「靈丹妙藥」取得許可證，並承擔它們無可避免的副作用呢？

因此，儘管製藥業仍持續不斷地追尋猶如仙丹的藥物，但我們還是必須訓練自己重新把焦點放回飲食上。在我們做出這些努力的同時，營養研究的面貌也會不斷變動，提出其他的重要問題。像是，除了紅酒之外，是不是還有其他食物也富含這類能活化我們乙酰化酶基因的特殊營養素？如果有，它們在減肥和對抗疾病方面，又能發揮怎樣的影響力？

並非所有的蔬果都有減重功效

在一九八六年時，哈佛大學的研究人員同時展開了兩項全美最大的營養研究：一項是「醫藥衛生從業人員追蹤性研究」，檢視了男性的飲食習慣和健康狀態；另一項則是「護士健康研究」，也對女性探討了相同的項目。爾後研究人員利用截至二〇一一年的龐大數據，探討了在這二十四年間，多達十二萬四千人的飲食習慣與體重變化之間的關聯性。[6]

他們發現了一些引人注目的事情，即：標準美式飲食中，有某些植物性食物能讓人遠離發胖，但有些食物卻完全沒有這樣的功效。是什麼讓它們之間存在著這樣的差異？這樣的差異可歸結在這些食物有無富含多酚上，多酚是一種天然的植物化學物質。我們的體重幾乎都會隨著年紀的增長越來越重，但如果我們能攝取較多的多酚，就可以顯著預防這個現象。不過研究人員在進一步的研究中也發現，只有特定幾種多酚對維持窈窕體態有突出的功效。而那些有用的多酚，正是製藥業一直瘋狂想要做成神奇藥丸，啟動人體乙醯化酶基因的天然植物化學物質。

這讓我們得到了一個重大的結論：在控制體重這件事上，並非所有的植物性食物（囊括水果和蔬菜）都能發揮相同的功效。我們必須去探討植物性食物的多酚含量，然後再接著去探討那些多酚啟動人體乙醯化酶基因，也就是「瘦子基因」的能力。這個創新的想法與當代的主流飲食理念很不一樣。當代的主流飲食理念只籠統、空泛的告訴我們，一天要吃到兩杯水果和兩杯半蔬菜才是所謂的均衡飲食，但這個理念已經過時了，相對的，現在我們更應該把焦點放在食物對人體健康的影響力上。

就在我們評判植物性食物健康價值的標準出現了這樣的轉變後，我們對有些食物的態度也開始出現了明顯的改變。好比說，過去保健專家總會警告我們遠離巧克力、咖啡和茶等食物，但其實，這些食物都含有十分豐富、可活化乙醯化酶基因的多酚，而且它們的多酚含量甚至勝過大部分的蔬果。想想看，你有多少次一邊告訴自己在做對的事，一邊苦著臉吞下口中蔬菜的經驗？還有你是不是也曾因飯後想來份巧克力甜品，而湧現滿滿的罪惡感？但出人意料的是，可可卻是最有益人體健康的食物之一。現在研究已經證實，攝取可可能夠活化乙醯化酶基因，對體重控制帶來諸多好處，像是燃燒脂肪、降低食慾和提升肌肉機能等。[7] 而且這些還只是可可的一部分健康功效而已，之後科學家又陸續發現了它對健康的許多好處。

目前，我們已經找到了二十種激瘦食物，並用它們建構出「激瘦食物飲食法」的基礎，這些食物都富含可活化人體乙醯化酶基因的多酚。雖然紅酒是科學家最早發現的激瘦食物，但後來我們找到的其他十九種食物，其活化人體乙醯化酶基因的多酚含量，可各個都與紅酒不相上下或更勝一籌。除了可可，特級初榨橄欖油、紫洋蔥、大蒜、巴西里、辣椒、羽衣甘藍、草莓、核桃、酸豆、豆腐、綠茶和咖啡等耳熟能詳的美味食物，也都是激瘦食物的成員。即便這些食物本來就非常有益人體健康，但當我們把它們全放在一塊兒，組成一份完整的飲食時，它們才會展現出神奇的力量。

世界公認的健康飲食都含有激瘦食物

隨著我們對激瘦食物的研究越來越深入，我們發現，那些以全球最低罹病率和肥胖率聞名的地區，其居民所採取的飲食都囊括了豐富的激瘦食物。例如庫納的美洲原住民，由於飲食中富含可可這項激瘦食物，他們似乎不會有高血壓的問題，出現肥胖、糖尿病、癌症和早亡的機率也明顯較低；以苗條身形和長壽聞名的日本沖繩居民，他們的飲食可說是由激瘦食物組成的饗宴；還有很少人得到癌症的印度，他們飲食中運用到的各種開胃辛香料功不可沒，而激瘦食物薑黃更是其中的大功臣。

然而，若要說最受西方世界矚目的飲食是什麼，那大概非「傳統地中海飲食」莫屬，因爲這項飲食大大凸顯了激瘦食物的好處。在這個地區，肥胖並不盛行，慢性病也不是常態。地中海飲食常見的重點食材，特級初榨橄欖油、野生綠葉蔬菜、堅果、莓果、紅酒、椰棗和香草植物等，全都是強大的激瘦食物。最近學界更達成一個共識，表示不論在減重或防治疾病方面，地中海飲食的成效都比對熱量斤斤計較的飲食，或藥廠開發的藥物好。[8]

這樣的想法促成了地中海飲食實驗（PREDIMED，Prevention with Mediterranean Diet）這項大型研究，它是一項意義非凡的地中海飲食研究，於二〇一三年發表。整個研究招募了近七千四百名心血管疾病高風險者，由於該試驗的成果太好了，後來研究人員還縮短了原定的試驗時間，僅進行了五年。[9]地中海飲食實驗提出的假設非常簡單，就是：增添特級初榨橄欖油或堅果，尤其是核桃的地中海式飲食，與較常見的現代飲食之間有著怎樣的差異。研究結果顯示，地中海式飲食能降低約百分之三十的心血管疾病發生率，這是衆藥廠夢寐以求、卻難以達到的成果。後續的追蹤還發現，地中海式飲食也能降低百分之三十的糖尿病發生率，同時顯著降低發炎反應、改善記憶力和大腦健康；並大幅降低百分之四十的肥胖，而且對腹部的消脂效果特別好。

不過一開始，研究人員並不清楚地中海式飲食爲什麼能產生這些驚人的好處。這份成果既無法用我們評估食物時常用到的熱量、油脂和糖分總量來解釋，也與受試者之間的活動量無關。他們只知道，這背後肯定是有其他原因在主導這一切。

後來研究人員靈光乍現，他們發現，特級初榨橄欖油和核桃都含有大量、可活化乙醯化酶基因的多酚。換句話說，當時的研究人員是在無意間，藉由在正常地中海飲食中大量添加這兩種食物的動作，創造出了一份含有超豐富激瘦食物的飲食，並發現它的驚人功效。

因此分析地中海飲食實驗的研究人員想到了一個聰明的假設。他們認爲，如果多酚眞的是左右這份成果的關鍵，那麼吃進最多多酚的人應該會獲益最多、活得最久。所以他們統計了這方面的數據，並得到了令人咋舌的結果。在短短五年內，相較於攝取最少多酚者，攝取最多多酚者的死亡率少了百分之三十七。[10] 值得一提的是，這樣的致死率下降成效，甚至是臨床最常使用的處方藥「使他汀類」藥物的兩倍。最終，研究人員終於爲這份研究振奮人心的成果做出了明確的解釋，並證實地中海式飲食比現存的任何一種藥物都強大。

這項研究的研究人員還注意到了其他重要的事情。雖然以前有許多研究發現，每一種激瘦食物對健康都有令人印象深刻的益處，但卻從來沒有研究證實激瘦食物具有延年益壽的能力。地中海飲食實驗是這類研究的第一例，而它與過去那些研究的不同之處在於，它檢視的是一種飲食模式，而非單一的食物。不同食物會提供不同的可活化乙酰化酶基因多酚，這些多酚可以相互合作，產生比任何一樣食物還強大的功效。這讓我們歸結出了一項不容置喙的結論，即：單一的營養素，甚至是某種「神奇食物」，都無法讓我們得到真正的健康。要得到真正的健康，你需要的是一份由激瘦食物組成、能彼此相互加分的完整飲食。我們的激瘦食物飲食法就是在這個理念下應運而生。

激瘦食物的前驅研究

過去這段時間，我們把從傳統飲食文化中觀察到的，還有重大科學研究中發現到的，都一點一滴地拼湊起來，並在最終促成了地中海飲食實驗這項史上最佳飲食研究。不過就跟許多突破性的發現一樣，科學家在地中海飲食實驗裡的發現也是「無心插柳，柳成蔭」。

一開始研究人員根本不曉得自己在無意間設計出了一套激瘦食物飲食，還測試了它的健康功效。直到後來，學界才發現，地中海飲食實驗早就證實了這類食物的功效。同時我們也明白，還有許多這份研究沒涵蓋的激瘦食物，都可以讓整份飲食的龐大好處更上一層樓。

除此之外，迄今所有激瘦食物研究都證實，它們有益長期體重管理和降低疾病風險。只是還有待我們釐清的是，我們並不清楚這些食物要對人體的體重和健康帶來幫助，需要花上多少時間。想要長保安康是人之常情，但我們也想要自己能夠立刻容光煥發、神清氣爽。

爲了找出這些問題的答案，我們需要針對激瘦食物飲食法展開一場研究。這份飲食囊括了二十種最強大的激瘦食物，能幫助我們早日收集到具體的成果。於是，我們開始了我們自己的前驅研究。

坐落在英國倫敦市中心，歐洲最受歡迎的健康和健身中心，我們將它當作檢測激瘦食物飲食法的完美地點，是因它設有自己的餐廳，這讓我們不僅能把設計的菜單化做實際的餐點，還能以健身中心的會員測試它們的成效。

我們的研究內容很簡單明瞭。在爲期七天的時間裡，這些會員每一天都會按照我們精心設計的激瘦食物飲食法進食，且我們會詳盡地記下他們從頭到尾的各種轉變。除了體重，我們也會持續監控他們身體組成的變化，以確認這份飲食對體脂肪和肌肉含量的影響。之後，我們還會評測代謝指標，以了解這份飲食對血糖（葡萄糖）和血脂（像是三酸甘油脂和膽固醇）的影響。

這份飲食的頭三天是最辛苦的，因爲每天都只能攝取一千大卡的食物。實際上，這幾天就類似在輕斷食，這麼做很重要，因爲較低的熱量攝取量會降低體內的生長信號，促使身體開始清理老廢細胞（這個過程叫「自噬作用」〔autophagy〕）和燃燒脂肪。但這與時下流行的斷食飲食法不同，因爲它很溫和、持續的時間也很短，能大大提升受試者持之以恆的意願；這項研究中受試者高達百分之九十七點五的奉行率，就是最好的佐證。另外，我們也想要知道，添加激瘦食物的輕斷食飲食，能不能發揮跟斷食飲食一樣的燃脂功效。後來，我們很快就發現它們的成效斐然。

這份僅溫和限制熱量又囊括豐富激瘦食物的飲食，確實成功展現燃脂功效。這三天，我們每天都會提供受試者三杯富含激瘦食物的蔬果汁，還有一份富含激瘦食物的餐點。

進行這項研究的最後四天，把每天提供的熱量拉升到一千五大卡。這樣的熱量攝取量只能爲受試者創造非常小的熱量缺口，但這小小的熱量缺口就足以延續前三天飲食啟動的機制：降低生長信號，提升燃脂信號。最重要的是，這四天的一千五大卡飲食非常豐盛，我們每天都會提供受試者兩杯富含激瘦食物的蔬果汁，還有兩份富含激瘦食物的餐點。

出色的成果

在上述這家健身中心召募到了四十名激瘦食物飲食法受試者，其中有三十九人全程參與了這項研究。這三十九人中，有二人的身體質量指數（BMI）屬於肥胖，十五人過重，還有二十二人處在正常的數值。這項研究的男女比例也相當平均，有二十一名女性和十八名男性。身爲健康俱樂部的會員，他們在接受試驗之前，就已經比一般大衆更有運動的意願，並且更注重飲食的健康。

許多飲食在展示它的好處時，都會選用嚴重超重和不健康的人作爲受試者，因爲這些人一開始就能以最快的速度，減掉最多的體重，呈現出很浮誇的飲食成果。但我們的想法恰恰相反：我們認爲，如果這份飲食能在相對健康的族群身上發揮好的成果，我們就能知道它可以爲人體帶來怎樣最基本的好處。

老實說，這份研究的成果遠超乎我們原本的預期，而且結果不但具有一致性，還相當驚人：在考量到肌肉增加這項因素後，所有受試者平均都瘦了三公斤。

假如這樣的成果還不足以令你驚豔，我們還要告訴你一件更驚人的事，這件事與受試者的「身體組成變化」有關。一般來說，我們變瘦時，除了身上的脂肪量會下降外，肌肉量也會下降。在節食的過程中，這是很正常的現象。不過，我們卻在這項研究中看到了相反的結果。我們受試者的肌肉量不但沒有下降，甚至有些人的肌肉量還增加了。就如稍後我們會在書中提到的，這樣的身體組成變化正是我們在減重時最樂見的，而這也是激瘦食物飲食法的獨門特色。

也就是說，我們的受試者全都呈現出這樣的身體組成變化。最重要的是，請你別忘了，這項研究的所有成果都不是用嚴苛的飲食或運動計畫達成。

以下是我們在這項研究中的發現：

・受試者很快就得到顯著的成果，七天內每人平均瘦了三公斤。

• 瘦肚子的效果最顯著。
• 受試者的肌肉量有的不變、有的增加，但就是沒人變少。
• 受試者很少有餓肚子的感覺。
• 受試者覺得活力和幸福感提升了。
• 受試者覺得自己看起來更好、更健康了。

個案分享

蘿拉二十九歲，電視台體育記者，很擔心她的飲食和健康狀況。多年來，雖然她有時候會像個大胃王大啖自己喜愛的食物，但她都可以憑自己的意念隨心所欲地控制食量。然而，現在她似乎無法關閉她的大胃王模式，體重也明顯增加。另外，蘿拉說，自她有記憶以來，她就是個螞蟻人，會隨身帶著一罐糖漿，將它倒入她的餐點、飲品，甚至是咖啡。她以前也試過節食，但她渴望吃甜食的強烈慾望，很快就讓她半途而廢。隨著她即將投入新一季的體育賽事報導，她想要瘦一點的念頭也更爲迫切，於是她決定試試激瘦食物飲食法。

三週後，蘿拉與我們聯絡，向我們報告這份飲食對她的最新影響。「我覺得很棒」她興高采烈的說，「我的記憶、我的活力、我的皮膚、我的幸福感，還有好多好多我說不完的面向，全都因這份飲食有了改變。我不再對食物毫無抵抗力，不再渴望甜食，胃口也變小、變正常許多。這份飲食還對我的工作大有幫助。過去我一直處在腦霧的狀態，而且以爲這樣的狀態很正常，但現在我的腦霧散了，我不但可以更輕鬆的記下要報導的文字，在鏡頭前也變得更有自信。言語根本不足以表達我對這份飲食的讚美。」

「那減重方面呢？」我們問。她回答，「我瘦了四點五公斤以上，但我還想跟你們分享更多我頭腦變清楚後的感受。」

一份不會被現實世界打回原形的飲食

在受到把關的環境下，得到良好的飲食結果是一回事，在完全靠自己的現實世界裡，得到良好的飲食結果又是另一回事。因爲前者的所有餐食都是由專人製作和供應，若對飲食有任何疑問，營養專家也都能立刻解答；但後者除了這本書，沒有任何專家協助，凡事都只能靠自己。

然而，這場研究的成果還是令我們十分驚喜。因爲這份飲食不僅能有效促進脂肪燃燒、改善身體組成，同時還能大幅提振活力和身心健康，對許多面向帶來正面的影響。不久之後，更有數百、數千名親身體驗這份飲食的讀者，公開表揚它。這些人有得過世界冠軍和奧運金牌的運動明星，也有電視名人、模特兒或娛樂圈的大咖，他們都不單單是試過和堅持過這份飲食，更對它有極高的評價。

跟我們在試驗中看到的一樣，這些讀者在七天內就瘦了三公斤，而這樣的成果也證明了我們研究的假設沒有錯：以健康者做受試者，能讓我們知道這份飲食對人體最基本的好處。就我們所知，到目前爲止，在一週內減掉最多體重的人是個對節食很感冒的記者，當初他是自行執行這項飲食，第一週就減掉了六公斤，而且還對這項飲食讚不絕口，成了它最堅實的信徒。除了體重，其他執行者也同樣對這項飲食的瘦腰效果印象深刻。最棒的是，執行這項飲食的人都沒有復胖，還在幾個月內持續越變越好。

對專門助人逆轉和預防疾病的營養醫學顧問來說，這些來自各方的驚人回饋都令我們大爲振奮，其中更有不少人像本章開頭的蘿倫那樣，因爲這份飲食展開了全新的人生。

患有多年憂鬱症的羅伯特就是一例。他在短短兩週內就瘦了四點五公斤，但更令他開心的是，他的憂鬱情緒消散了，整個人變得開朗許多，所以他又能再次感受到生活的可愛。還有因狼瘡深受疼痛折磨的梅蘭妮。她在五週內瘦了五公斤，更重要的是，她的疼痛都消失了。事實上，後來她的狼瘡症狀根本全不見了。她又驚又喜，因爲她再也不必去找她的專科醫師報到了；畢竟，她身上也找不到需要治療的地方。還有琳達，執行這份飲食三個月後，她瘦了高達二十二公斤，不只反轉了她每況愈下的糖尿病，還再度擁有了享受人生的活力。這樣激勵人心的故事不勝枚舉，上述的個案只不過是這當中的一小部分。這份飲食還讓有些人逆轉了心臟疾病、終結了更年期症狀、擺脫了腸躁症，或是在多年的輾轉難眠後，終於再次體會到一夜好眠的滋味。甚至有一位眼科醫師才執行了一週的激瘦食物飲食法，就滿腹疑惑的聯絡我們，說她病人長期鞏膜變色的問題徹底改善了，現在他的眼白又重新恢復到純白的狀態。她甚至還傳了幾張照片，證明她所言不假。

激瘦食物飲食法會如何幫助你

這份帶給眾人廣泛好處的飲食，帶給我們一個啟示，即：幫助我們得到這些好處的這份飲食，其實都是由很容易取得又經濟實惠的食物組成，而且它們多半都是我們早就喜歡吃的食物。這就是激瘦食物飲食法的精髓所在。它之所以能賦予我們夢寐以求的身體組成和健康，是因爲它集結了那些我們本來就非吃不可的有益食物，讓我們以正確的分量和組合吃下它們，而這個舉動最終就會改變我們的人生。

它不需要你嚴格限制飲食熱量，也不需要你做大量運動。但當然，保有基本的活動度是件好事。它需要你特別準備的設備只有一台果汁機。另外，跟那些把重點放在你應該「排除」什麼食物的飲食不一樣，激瘦食物飲食法的重點在於你應該「囊括」什麼食物。

綜合上述，激瘦食物飲食法能幫助你：

- 「燃脂」減重，而非「燃肌」減重。
- 燃燒脂肪（尤其是腹部脂肪），增進健康。
- 更有效地達成長期減重的目標。
- 擁有更好的外貌、感受，還有更多的活力。
- 避免嚴格的熱量限制飲食或極端的飢餓感。
- 擺脫嚴苛的運動計畫。
- 活得更久、更健康，享受無病無痛的人生。

CHAPTER

01

「乙醯化酶基因」的科學論據

「激瘦食物飲食法」之所以如此強大，是因爲它能夠開啟每一個人都有的一組古老基因。這組基因的名字叫「乙醯化酶」。乙醯化酶基因很特別，它們會操控一些深埋在我們細胞內部的反應，而這些反應又會影響許多重要的事，例如我們的燃脂能力、抵抗力，甚至是壽命等。正因爲乙醯化酶基因對我們的影響如此深遠，所以現在它們還有個「主要代謝調節子」（master metabolic regulator）的封號。[1] 基本上，任何一個想要瘦個幾磅，並活得健康長壽的人，都會想要擁有支配乙醯化酶基因的能力。

老鼠和人體的研究

明眼人都看得出來，這幾年乙醯化酶基因儼然已成爲學術界爭相研究的當紅炸子雞。科學家首次發現乙醯化酶基因的機緣，是一九八四年的一項酵母菌研究，而爾後的三十年間，科學家對活化乙醯化酶基因可延長壽命的關注更是有增無減，驗證的對象一路從最初的酵母菌，升級到了老鼠。[2]

爲什麼在老鼠身上驗證了乙酰化酶基因的能力會這麼令人興奮？因爲從酵母菌到人類，還有介於它們之間的所有生物，細胞代謝的基礎模式幾乎都一模一樣。簡單來說，如果你能在酵母菌這樣微小的生物身上看到效果，然後又能在老鼠這類比較高等的生物身上重現這些效果，那麼我們就能合理推斷，人類應該也能獲得相同的好處。

斷食的優缺點

乙酰化酶基因讓科學家注意到了斷食的好處。長久以來，多項研究不斷在較低等的生物和哺乳動物身上證實，終身限制食物攝取量的飲食模式能夠延長壽命。[3] 部分奉行熱量限制飲食的人，就是以這個重大發現爲準則，將每日的熱量攝取量降低約百分之二十到百分之三十，甚至是發展出現在很流行的減重飲食「間歇性斷食法」；「5：2輕斷食」和「斷食飲食」都是大家耳熟能詳的熱量限制飲食。雖然這些飲食法到底能不能讓人類延年益壽這件事還有待時間告訴我們答案，但現在的證據已經證明，它們確實有讓我們「活得更健康」的潛力，即執行者得到慢性疾病的機率下降了，身上的脂肪也漸漸消融了。[4]

但，讓我們說句老實話，不管斷食能帶改我們多大的好處，這樣得三不五時餓個肚子的嚴苛飲食方式，大多數人還是不太願意嘗試。即便我們眞的嘗試了，大多也無法堅守這樣的飲食一輩子。最重要的是，斷食有缺點，尤其是長期的斷食。這些缺點就是我們在前言提到的那些副作用：飢餓、煩躁、疲倦、肌肉流失和新陳代謝變差。另外，長期的斷食還會將我們置於營養不良的風險之中，讓我們的健康因必需營養素攝取不足受到影響。很多族群也完全不適合斷食這樣的飲食方式，例如小孩、孕婦和老人。儘管已有不少研究明確列舉出斷食的好處，但在我們心目中，它仍不是幫助我們變瘦和變健康的最佳方法。我們開始思考：「難道就沒有更好的方法嗎？一定會有更好的方法吧。」

直到後來我們發現，熱量限制和斷食飲食能產生這麼多深遠的好處，原來都是因爲它們能活化我們古老的乙醯化酶基因，我們在這方面的研究才有突破性的進展。[5] 爲了比較好理解乙醯化酶基因的角色，我們可以把乙醯化酶基因想成是看管能量狀態和壽命的守衛，它們會視細胞的壓力狀態做出反應。

能量短缺時，好比限制熱量時，細胞的壓力會增加。乙醯化酶基因感受到這股壓力後，會活化並放送一系列的強大信號，這些信號會徹底改變細胞運作的方式。乙酰化酶基因會增強我們的新陳代謝、提升肌肉的效能、啟動燃脂模式、降低發炎反應，還會修補我們細胞中任何受損的地方。簡單來說，就是乙酰化酶基因會讓我們變得更窈窕、更精實，也更健康。

運動的效果

不是只有熱量限制飲食和斷食會活化乙酰化酶基因，運動也會。[6]跟斷食一樣，運動的深遠好處也與乙酰化酶基因息息相關。不過，規律的適度運動雖然可以讓我們得到很多好處，但它卻不是幫助我們減重的主力。研究顯示，人體在演化的過程中，發展出了一套會在我們運動時，自動調整和降低我們能量耗損的機制，[7]也就是說，如果我們想要把運動當作減重的主力，勢必得投入大量的時間和精力，才能得到明顯的減重效果。再者，現在的研究甚至發現，做太多的運動會有害健康。削弱我們的免疫系

人類有七種不同的乙酰化酶基因（分別以 SIRT1 到 SIRT7 命名），其中，又以 SIRT1 和 SIRT3 這兩個基因對能量平衡最為重要。SIRT1 遍布全身，但 SIRT3 主要只會出現在粒線體─我們細胞的發電廠。同時活化它們，可以讓我們得到許多夢寐以求的好處。

統、損害心臟，以及導致早亡。[8,9]因此，用嚴苛的運動來保持健康的體重，是否算一件順應人體天性的舉動，這件事還有待商榷。

進入激瘦食物的世界

到目前爲止我們已經知道，如果想變瘦和擁有健康，活化乙醯化酶基因是關鍵。而要達成這個目標，斷食和運動是現在最廣爲人知的兩種方法。可是要靠它們成功減重必須承擔太多的缺點，且對大部分人來說，這樣的減重方式一點都不符合二十一世紀的生活模式。好在，後來我們找到能活化乙醯化酶基因的最好方法，那就是「激瘦食物」。稍後我們就會看到，這些富含特定天然植化素的神奇食物，會怎樣對我們的乙醯化酶基因下指令、啟動它們。從根本來看，激瘦食物能產生與斷食和運動相仿的龐大好處，諸如燃燒脂肪、增加肌肉和促進健康等，而且這些都是之前無法兼顧的目標。

本章重點

- 我們每個人都擁有一組叫做「乙醯化酶」的古老基因。
- 乙醯化酶基因是「主要代謝調節子」，掌管了我們燃燒脂肪和保持健康的能力。
- 乙醯化酶基因是我們細胞內的能量感應器，一偵測到能量短缺的狀況，就會活化。
- 斷食和運動都會活化我們的乙醯化酶基因，但它們很難持之以恆，甚至是伴隨著缺點。
- 我們找到了一個能活化乙醯化酶基因的突破性新方法，即「激瘦食物」。
- 攝取富含激瘦食物的飲食，你不但能得到與斷食和運動相仿的好處，還能擁有理想的體魄。

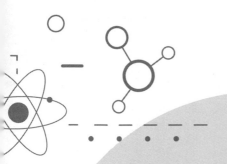

CHAPTER

02

擊退體脂肪

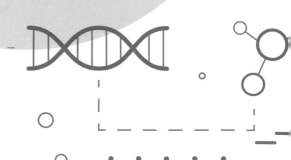

我們針對激瘦食物飲食法展開的那項前驅研究，除了受試者瘦下來的幅度令人印象深刻，他們的「身體組成變化」更是令我們欣喜若狂。我們注意到，受試者在變瘦的同時，還保有原本的肌肉量。事實上，有很多受試者的肌肉量還增加了。於是，這讓我們得到了一個合理的結論：他們減掉的體重都是體脂肪。

一般來說，要減去這麼大量的體脂肪，減重者一定要付出龐大的代價，不是要大砍飲食的熱量，就是要做一些極大量的運動，或是雙管齊下。但反觀我們的受試者，他們的運動量不是與受試前相同，就是比受試前還少，而且他們甚至表示自己都沒什麼餓肚子的感覺。事實上，還有幾位受試者必須費一番功夫，才有辦法把我們提供給他們的食物全部吃光。

這一切到底是怎麼一回事？唯有我們明白在乙醯化酶基因活化程度提升時，脂肪細胞會發生什麼事情，才會開始理解這些重大發現背後的道理。

瘦子基因

基因受到改造、擁有大量 SIRT1 基因的老鼠，體型會比較精瘦、代謝也會比較旺盛[1]，因爲這個乙醯化酶基因會促進體脂肪下降；然而缺乏 SIRT1 基因的老鼠，就會比較胖，也會比較容易得到代謝性疾病。[2] 我們把目光聚焦在人類身上時也發現，那些肥胖者體脂肪中的 SIRT1 含量比健康體重者低很多。[3,4] 相反的，SIRT1 基因活化程度越高的人，他們的體型也會越精實，越不容易發胖。[5]

把這些研究的成果堆疊起來，你就會慢慢了解到，乙醯化酶基因對我們的胖瘦有多重要的影響力，以及爲什麼增加乙醯化酶基因的活化程度能讓我們得到如此驚人的成果。我們之所以可以透過乙醯化酶在許多層面得到好處，是因爲它是從一個非常根本的地方來操控我們的胖瘦，這個地方就是「基因」。

爲了更清楚這箇中的來龍去脈，我們需要更深入去探討細胞，了解它們內部發生了什麼會讓我們發胖的事。

個案分享

凱特三十五歲，是個家庭主婦，也是兩個小朋友的媽媽。她的體脂肪超過百分之二十五，雖然還在可接受的範圍，但她對自懷孕就一直賴在她肚子上不走的那幾磅贅肉很不開心。即便她的活動量很大，整天忙著照顧她兩個精力充沛的孩子，還抓緊空檔上健身房運動，她的體重還是降不下來。飲食方面，她總是盡可能吃得健康，而且她吃不多，甚至還可能吃得太少了，因爲她常常會爲了顧好兩個孩子忙到沒時間吃飯。

她的情況很適合簡便的激瘦食物飲食法，而在嘗試這份飲食後，她也得到了令人驚豔的成果。執行這項飲食一週後，凱特的體重降了三公斤，肌肉量增加了零點四公斤；也就是說，她整整減掉了三點六公斤的體脂肪。現在她的體脂肪是百分之二十二，落在她夢寐以求的「標準」範圍內。

脂肪剋星

接下來，我們要用好萊塢販毒電影的情節，來解釋乙醯化酶基因對脂肪的影響力。首先，氾濫街頭的毒品就相當於充斥我們體內的脂肪。街頭轉角的毒販則相當於那些會讓我們變胖的生理反應。但事實上，這些毒販都只是整個販毒集團裡的小嘍嘍。在這些小嘍嘍的每筆交易背後，其實還有一個眞正的大惡棍在操控整個大局。在我們的電影裡，這個大惡棍就是 PPAR-γ（過氧化體增生活化受體 -γ，peroxisome proliferator-activated receptor-γ）。PPAR-γ 可以啟動合成和儲存脂肪的基因，操控脂肪產量。[6] 可想而知，只要你能阻斷 PPAR-γ 的影響力，就能有效中斷脂肪增加的情況；因爲要中斷脂肪的增生，你勢必得從源頭切斷它的補給。

SIRT1 則是撂倒大惡棍的英雄角色。正所謂「擒賊先擒王」，一旦大惡棍被繩之以法，整個發胖集團的組織就會瓦解。隨著 PPAR-γ 停止發號施令，SIRT1 也會把注意力放到「掃街」上。如我們所見，SIRT1 不單單會關閉生成和儲存脂肪的管道，還會改變我們的代謝模式，所以我們才能漸漸擺脫身上多餘的脂肪。[7] 就跟每一個擅長打擊犯罪的英雄一樣，

SIRT1也有一個好搭檔，這個搭檔就是我們細胞裡的重要調節分子PGC-1α，它會大力刺激粒線體的生成。我們每一顆細胞都有粒線體，它是細胞內部的小小發電廠，能提供人體能量。所以我們有越多的粒線體，就能產生越多的能量。不過PGC-1α可不僅會增加粒線體的數量，它還會鼓勵它們燃燒脂肪，作爲產生能量的燃料。因此，在儲存脂肪的管道被封鎖，燃脂的效率又提升的情況下，我們的體脂肪自然會漸漸下降。

個案分享

琳達五十幾歲，是個上夜班的人。多年來她一直都有明顯過重的問題，而且就跟很多人一樣，她也嘗試過各種最新的飲食法，但全都徒勞無功。然後兩年前，不可避免的情況發生了：琳達被診斷出患有第二型糖尿病。於是她開始吃糖尿病患者常吃的二甲雙胍類降血糖藥物（metformin），但她血糖的狀況依舊持續惡化，甚至到了必須接受胰島素治療的臨界點。爲了不要讓自己落入每天都要打好幾次針的苦日子，琳達到處打聽減重的方法，在聽聞其他人因激瘦食物飲食法瘦了一大圈後，她也決定放手一搏試試這套飲食。

在第一週，琳達就驚人的瘦下了五點八公斤。到了第十二週，她的體重已經少了足足二十二公斤，若從ＢＭＩ數值來看，這段期間她的ＢＭＩ數值也不可思議的下降了七個位點。更重要的是，這一切的成果全與運動無關，完全都是靠激瘦食物的力量達成。那麼琳達有爲此犧牲掉她所熱愛的食物嗎？當然沒有，她甚至開心的表示：「我更離不開我喜愛的巧克力和紅酒了。這套飲食讓我對有害健康的食物保持警覺，並大啖有益健康的食物。」

六個月後，她在去做例行性的糖尿病檢查時，聽到了更好的消息：血糖的數值竟然變正常了。琳達不但停止了她病情的每況愈下，還反轉了它。如今，激瘦食物已成了她日常生活中不可或缺的一部分，隨著體力因這份飲食大幅提升，她也打算開始做點運動，讓自己更穩健的走在減重和不受糖尿病威脅的道路上。

白色脂肪組織與棕色脂肪組織

目前爲止，我們看到 SIRT1 的消脂作用，都是針對白色脂肪組織（white adipose tissue，WAT）這種脂肪。這種脂肪與發胖息息相關，是人體專門用來囤積熱量的組織。白色脂肪組織不但非常頑固，還會分泌一大堆發炎物質，這些物質除了會讓細胞無法燃燒脂肪，還會讓脂肪在我們體內越積越多，使得我們一步步發展成過重和肥胖的體態。這就是爲什麼剛開始我們會胖得比較慢，但後來體重就會如如滾雪球般迅速增加的原因。

但在乙酰化酶這個故事中，還有另一個有趣的面向，這個面向與另一種比較不知名的脂肪有關，這種脂肪叫做「棕色脂肪組織」（brown adipose tissue，BAT）。棕色脂肪組織的表現與白色脂肪組織截然不同，它對我們有益，且喜歡被身體利用。實際上，棕色脂肪組織能幫助我們產生能量，而且在演化的過程中，它還會幫助哺乳類動物產生大量的熱能。對小型哺乳類動物來說，這種「產熱效應」（thermogenic effect）很重要，可以幫助牠們在低溫下生存。就人類而言，嬰兒也有大量的棕色脂肪組織，但出生沒多久它的含量就會變少，等到我們成年，身上就只會留有少量的棕色脂肪組織。

接下來就要說說SIRT1活化後的另一項神奇能力。它會開啟白色脂肪組織裡的基因，讓它漸漸變成棕色脂肪組織，並擁有其特性，這個過程叫做「棕化效應」（browning effect）。[8] 這意味著，囤積在我們體內的脂肪會開始出現完全不同的行爲模式，即它們不會再一味的儲存能量，開始會適度燃燒自己爲身體產生能量。

現在我們已經知道，乙酰化酶基因活化後，會直接對脂肪細胞造成多麼強大的影響，讓脂肪消融。但它的能耐可不僅如此。許多與體重控制息息相關的激素，也會受到乙酰化酶的正面影響。胰島素就是其中一例，活化的乙酰化酶會提升胰島素的活性。[9] 這有助降低胰島素阻抗（insulin resistance，我們的細胞無法對胰島素做出正確反應的情況），胰島素阻抗與變胖關係密切。SIRT1也會增加我們甲狀腺素（thyroid hormone）的分泌量和活性，[10] 這種激素同樣會促進我們的新陳代謝，以及燃燒脂肪的效率。

個案分享

蓋瑞四十五歲，是個忙碌的企業家。他密密麻麻的行程表總是讓他有種分身乏術、精疲力盡的感覺，而他的體重也一路慢慢升到了九十公斤，即便他身高一百九十八公分，這樣的體重還是讓他的ＢＭＩ數值落入了過重範圍。由於他們家族有代謝性疾病的病史，所以蓋瑞一直很想做些什麼，確保自己能遠離這樣的命運。可是就算他緊抓工作的空檔運動，並盡可能吃得健康，他的體重還是不斷地向上攀升。

後來，蓋瑞嘗試了激瘦食物飲食法，頭七天他的體重就掉了八點六公斤。雖然這樣的降幅還不足以讓他的ＢＭＩ數值脫離過重範圍，但這給了他繼續堅持下去的動力。爾後的十八個月間，蓋瑞又做了兩次激瘦食物飲食法的「第一階段七日飲食」，其他時間他則盡可能讓自己的飲食多涵蓋一些激瘦食物。他說這一切就是在「重啟一套新的飲食習慣」。在最後一次的評測中，蓋瑞的體重已經達到並維持在他的理想體重七十八公斤。他的體脂肪含量也從過重的百分之二十四，降到了標準的百分之十四。更棒的是，他減掉的體脂肪中，有一大半都屬於內臟脂肪，而內臟脂肪正是引發代謝性疾病的頭號因素。

控制食慾

關於我們前驅研究的成果，當時還有一件事情讓我們摸不著頭緒，那就是：即使我們有降低受試者的熱量攝取量，但他們卻完全沒有餓肚子的感覺。事實上，還有幾位受試者必須費一番功夫，才有辦法把我們提供給他們的食物全部吃光。

不用長期限制熱量，就可以獲得很棒的好處，是激瘦食物飲食法的一大優點。我們把這份飲食的第一週定義為「超成功階段」，這段期間我們除了會給受試者攝取豐富的強大激瘦食物，也會搭配適度的斷食，對脂肪發出雙重打擊。因此研究開始之前我們就假設，就跟所有斷食飲食一樣，這段期間應該會有部分受試者覺得肚子很餓。可是，他們竟然都沒有這個困擾！

後來我們依循整個研究的成果去探尋原因，終於找到了答案。這全都是人體最重要的食物調節激素「瘦體素」（leptin）的功勞，這個激素還有個「飽足激素」的暱稱。我們進食時，瘦體素會增加，對大腦的下視丘發送信號，抑制下視丘產生飢餓感。相反的，我們斷食時，瘦體素對大腦發送信號的強度就會降低，使我們感到飢餓。

在調節食慾方面，瘦體素就是有這麼重要的影響力，所以早期還有人想把它做成治療肥胖的「仙丹」。可惜這個幻想很快就被現實打碎，因爲科學家發現，那些因代謝功能異常肥胖的人，其實就是瘦體素無法正常運作。就肥胖者而言，他們不只是進入大腦的瘦體素總量會降低，就連他們的下視丘都會對瘦體素的作用不敏感。後者就是所謂的「瘦體素阻抗」（leptin resiestance），即：瘦體素進入了大腦，但它們卻無法發揮正常功效。這就是爲什麼有許多過重者卽便已經吃進了足夠的食物，卻還不斷找東西吃的原因；因爲他們的大腦一直認爲他們還沒吃飽，持續對他們發送飢餓的信號。

這項事實帶來的結論是，在調節食慾方面，血液中的瘦體素含量固然重要，但有多少瘦體素能進入大腦、並對下視丘產生影響，才是更重要的事。這一點正是激瘦食物出類拔萃的地方。

新的研究證據顯示，激瘦食物中的營養素對反轉胰島素阻抗有獨到的幫助。[11,12] 科學家發現，它們可以透過增加瘦體素進入大腦的數量，以及提升下視丘對瘦體素的敏感度，雙管齊下地改善瘦體素阻抗的情況。所以回到我們一開始的問題：爲什麼採取激瘦食物飲食法的人都不會有餓肚子的感覺？儘管溫和斷食的過程中，血液的瘦體素含量會下降，但在飲食中添加激瘦食物能讓瘦體素的信號變得更加有力，進而讓人更容易感受到飽足感。

如我們稍後會看到的，激瘦食物也對味覺中樞有強大的影響力，這表示，我們會比較容易因吃下的食物感到愉悅和滿足，而不會爲了尋求滿足感落入暴飲暴食的陷阱。

縱使是最關注飲食議題的人，對乙醯化酶基因大概都會感到相當陌生。但是，不管是哪一種飲食，要成功發揮減重的功效，都必須以活化我們體內有「主要代謝調節子」—封號的乙醯化酶基因爲基本標的。可惜，現代社會創造了一個非常不利乙醯化酶基因活化的環境，豐饒的食物和久坐不動的生活型態全都會讓我們的乙醯化酶基因處在關閉狀態。

好消息是，現在我們知道了乙醯化酶基因的存在，也知道它們是如何控制脂肪存量和促進脂肪燃燒，最重要的是，我們還知道該如何開啟它們。這一連串的革命性突破發現，也讓我們終於找到了一套有效又永續的減重方法。

本章重點

- 激瘦食物飲食法能消融脂肪。這是因為乙酰化酶基因有決定我們胖瘦的力量。
- 活化 SIRT1、抑制 PPAR-γ 能阻斷脂肪的生成和儲存。
- 活化 SIRT1 也會啟動 PGC-1α，它會讓我們的細胞有更多發電廠，並增加脂肪燃燒。
- 我們專門儲存能量的脂肪細胞，甚至會因為 SIRT1 活化表現出有截然不同的行為模式，開始燃燒自己、產生能量。
- 激瘦食物飲食法不會讓你有吃不飽的感覺，因為它可幫助大腦調節食慾。

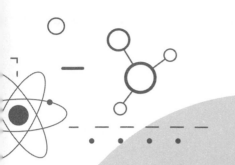

CHAPTER

03

維持和增加肌肉量

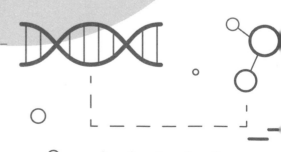

我們對我們前驅試驗的一項驚人成果十分感興趣，那就是受試者的肌肉量都沒有下降；事實上，大家的肌肉量還增加了，每人平均都多長了零點四公斤的肌肉。在整個試驗中，瘦了三公斤的受試者並不少，但我們還看到了另一個有趣的現象。有將近三分之二的受試者，他們的體重並沒有降到三公斤這麼多，但他們的減重成果也不差，都減了二公斤左右的重量。不過，我們在測量他們的身體組成時，卻在這些受試者身上發現了意想不到的結果。這些受試者的肌肉量不僅沒有掉，還增加了！這一組受試者的肌肉量平均增加了快零點九公斤，所以如果把他們增加的肌肉量也計入瘦身的重量，他們每一個人也減了三公斤的脂肪。

這樣的成果完全出乎我們的意料，而且跟其他的減重飲食形成了強烈的對比，因爲一般的減重飲食都會讓人在減脂的同時，也減去了一些肌肉。不論你採取的是哪一種熱量限制飲食，這都是你必然要付出的代價：一定會有一些肌肉跟著你的脂肪一起離開。這其實並不令人意外，因爲我們的身體在缺乏能量時，本來就會從生長模式轉爲生存模式，並把肌肉的蛋白質當作燃料。

維持肌肉量的好處？

看到這裡，你或許會問：「這有什麼大不了的？」首先，這表示你的外貌會升級很多。甩掉脂肪，保留肌肉，會讓你整個人變得精實、有活力許多。更重要的是，你還能保持在良好的狀態。我們身體每天消耗的能量，有一大半都是由骨骼肌貢獻。這表示，就算你什麼都不做，只要你擁有越多肌肉，你就能燃燒越多能量。這一點對減重和長久維持減重成果來說，確實是一個非常大的助力。就如我們現在所知，一般的減重飲食都會同時減掉脂肪和肌肉，並明顯降低新陳代謝的速率。這個現象會使得你在回歸比較正常飲食後，就立刻復胖。但是，用激瘦食物保持你的肌肉量，能讓你在代謝率盡可能不下降的情況下，燃燒更多的脂肪。這可替長期減重打下相當好的基礎。

另外，肌肉量和肌肉機能是預測我們健康狀態和老化狀態的一大指標；維持肌肉量不但可以預防慢性疾病的發展，例如糖尿病和骨質疏鬆症，還能讓我們在步入老年後保有靈活的行動力。重要的是，研究也顯示保有肌肉量似乎能讓我們比較開心；因爲有科學家認爲，乙酰化酶基因維持肌肉量的方式甚至能對壓力相關疾病帶來幫助，降低憂鬱症之類的發生率。[1]

總之，在減重之餘還能保有肌肉，絕對是一項非常大的優點，而這項優點也正是激瘦食物飲食法獨有的特色。爲了讓各位更了解它的這項特色，接下來我們必須重新聚焦到乙醯化酶基因身上，介紹它們對肌肉的強大影響力。

乙醯化酶基因和肌肉量的關係

我們體內有一組基因扮演著肌肉守護者的角色，它們會終止肌肉在壓力下分解的命運，這組基因就是乙醯化酶。[2] SIRT1 能有效阻止肌肉分解。只要 SIRT1 活化，即便我們正在斷食，人體都可以在不分解肌肉的情況下，持續以脂肪爲燃料產生能量。

但是 SIRT1 的力量可不僅僅是保持肌肉量這麼簡單。乙醯化酶其實還會增加我們骨骼肌的質量。[3-5] 要解釋這個現象的運作方式，我們必須先一起了解一下幹細胞的世界。我們的肌肉裡有一種特殊的幹細胞，叫做「衛星細胞」（satellite cell），它會控制肌肉的生長和再生。大多數時候，衛星細胞都只是靜靜地待在肌肉裡，要等到肌肉受損或遭逢壓力時，它們才會有所動作。這就是爲什麼做重訓這類的活動，能讓我們的肌肉變大的原因。活化衛星細胞少不了 SIRT1，如果衛星細胞沒有活化，我們的肌肉就會變小，因爲肌肉會失去正常生長或再生的能力。[6] 然而，藉由提升 SIRT1 的活化程度，我們就能刺激衛星細胞動作，讓它促進肌肉生展和修復。

激瘦食物與斷食

這讓我們想到了另一個重要的問題：倘若活化乙醯化酶基因能夠增加肌肉量，那麼我們斷食的時候肌肉量爲什麼還會往下掉？畢竟，斷食也能活化我們的乙醯化酶基因，但它的一大缺點就是會讓肌肉量往下掉。

這個部分請你耐著性子，聽我們更進一步說明這整個機制的運作原理。並不是所有的骨骼肌都一模一樣。我們有兩大類骨骼肌，爲方便講解，我們暫且把它們叫做第一型肌肉和第二型肌肉。第一型肌肉是用於長時間的活動，而第二型肌肉則是用於短時間的高強度活動。有趣的是，斷食僅能提升第一型肌肉中的 SIRT1 活化程度，而非第二型。[7] 因此，我們斷食的時候，第一型肌肉的纖維大小會保持原狀，甚至還會明顯變大。[8] 遺憾的是，斷食期間，第二型肌肉纖維裡的 SIRT1 活化程度卻會快速下降，這表示人體燃燒脂肪的速度會變慢，而且會開始分解肌肉做爲燃料。

由此可知斷食對肌肉來說就像一把雙面刃，因爲它會重挫我們的第二型肌肉。我們大部分的肌肉都是由第二型肌肉構成，所以就算第一型肌肉會因斷食增加，但整體來說，我們還是會看到身體的肌肉量大幅流失。假如我們能夠停止第二型肌肉的分解，不但能讓自己看起來更加健美，也能讓減脂的效率變得更好。要做到這一點，就要想辦法讓第二型肌肉裡的 SIRT1 不會因斷食降低活化程度。

針對這個主題，哈佛醫學院的研究員進行了一套嚴謹的老鼠研究，研究的結果顯示，斷食期間刺激第二型肌肉裡的 SIRT1 活化，可關閉分解肌肉的信號，讓肌肉不會流失。[9]

該研究後來做了更進一步的實驗，他們想看看老鼠在進食而非斷食的狀態下，活化肌肉裡的 SIRT1 會產生怎樣的影響。結果他們發現，這樣的條件會讓老鼠的肌肉快速生長。短短一週內，SIRT1 活化程度提升的肌肉纖維，重量增加了驚人的百分之二十。[10]

這些發現和我們的激瘦食物飲食法試驗成果非常相似，但我們的研究方式比較溫和。

我們是透過富含激瘦食物的飲食，增加 SIRT1 基因的活化程度，不但所有受試者都沒有肌肉流失的問題，而且在僅僅適度斷食的條件下，還有許多人的肌肉量增加了。

個案分享

大衛．海耶是前世界重量級拳王。在肩膀受到了嚴重的職業傷害後，花了三年的時間才重返拳擊場，現在他已成功重新拿回世界冠軍的頭銜。

一直以來，大衛都被譽為世界最有天賦的拳擊手之一，但過去他在重量級這個量級裡面對的對手，常常是身上比他多長了九～十八公斤肌肉的選手。再者，在負傷休養了這麼多年後，也意味著他的體脂肪會比一個頂尖的拳擊手高出許多，復出前，他曾多了九公斤左右不該出現在他這個重量級拳王身上的體脂肪。

在重返拳擊場前，他最需要努力的事，就是在減脂的同時，增加身上的肌肉量。身爲一個大力提倡植物性飲食的運動員，他百分之百順從激瘦食物飲食法的所有原則，成果也很快就顯現在他身上。大衛說：「激瘦食物飲食法讓我體會到了意想不到的飲食境界。它讓我的身體組成和健康狀態達到前所未見的絕佳狀態，在我重返拳擊場和重獲世界重量級拳王頭銜的這條路上，它是一大功臣。我一直都很支持吃素這項美德，而激瘦食物飲食法更是彰顯了植物的力量和我們應該多多食用它們的理由。如果有人問我，恢復絕佳體魄的最大祕訣是什麼，我會告訴他，吃富含激瘦食物的飲食就對了。」

讓肌肉常保青春

SIRT1 可不只會影響肌肉量的多寡，它也會影響肌肉的機能。隨著肌肉老化，它活化

SIRT1的能力也會下降。這會讓肌肉越來越無法因運動受惠，且比較容易受自由基和發炎反應傷害，而這些都會導致肌肉的氧化壓力增加，使得肌肉漸漸萎縮、無力和容易疲勞。但是，如果我們可以提升SIRT1的活化程度，就可以避免肌肉量因老化這類因素降低。[11-13]

確實，活化SIRT1可以停止我們老化常看到的肌肉量和肌肉機能下降，並在相關健康議題上帶來不少好處，例如抑制骨質流失、預防慢性全身性發炎反應升高，以及提升身體的靈活度和生活的整體品質等。毫無意外地，最新的研究也顯示，年長者飲食中的多酚含量越高，他們的生理表現就越不容易因年紀增長變差。[14]

千萬不要以爲這些好處只有年長者能受惠，能因此受惠的人遠比你以爲的多。人體其實從二十五歲就會開始老化，肌肉量也會緩慢地下降。四十歲的時候，即便我們的整體體重是呈現增加的狀態，我們的肌肉量野會下降百分之十；七十歲的時候，則會下降百分之四十。不過已經有越來越多的證據指出，刺激我們的乙醯化酶基因能夠有效預防和反轉這類情況。

由此可知，在肌肉的流失、生長和機能等面向，乙醯化酶基因的活化程度都扮演關鍵角色。這也難怪最近有一篇在著名醫學期刊《自然》（*Nature*）發表的回顧性文獻，會說乙酰化酶基因是肌肉生長的主要調節子，更把增加乙酰化酶基因的活化程度視爲對抗肌肉量流失的新策略，認爲它有望降低生病和死亡的風險，提升我們的生活品質。[15]

知道乙酰化酶基因對肌肉的影響力有多麼強大後，我們在前驅試驗得到的驚人成果似乎也沒什麼好大驚小怪的了。我們開始理解到，攝取富含激瘦食物的飲食，當然有可能讓受試者在減重的同時，還持續養大肌肉。

但這才只是激瘦食物最基本的好處。下一章，我們還會看到激瘦食物更廣泛的好處，它會全面影響到健康的各個面向和生活品質。

本章重點

- 我們發現，採取激瘦食物飲食法的人雖然變瘦了，但他們的肌肉量還是能維持不變，甚至是變多。這是因為乙酰化酶基因是主要的肌肉量調節者。
- 活化乙酰化酶基因，既可避免肌肉分解，又可以促進肌肉再生。
- 活化 SIRT1 也有助於預防老化所造成的肌肉量下降。
- 活化乙酰化酶基因不但可以讓你看起來更精瘦，還能讓身體保持在更健康和更好的機能狀態。

CHAPTER

04

健康特效藥

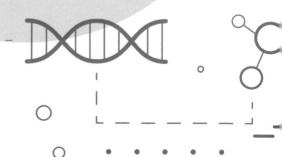

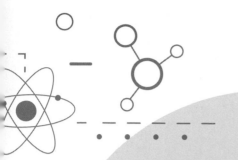

即便現代醫學已經如此突飛猛進，但我們還是變得越來越胖和越來越不健康。一份令人震驚的統計數據指出，有百分之七十的人都是死於慢性疾病。這告訴我們，改變勢在必行，而且迫在眉睫。

不過，就如我們剛剛看到的，現在我們已經有了改變這一切的辦法。透過活化我們古老的乙酰化酶基因，我們可以燃燒脂肪，打造一個更精瘦和強健的身體。乙酰化酶基因是調節我們代謝的核心角色，掌控了我們全身的生理運作，改變身體組成只不過是它們一部分的重要性，它的影響力還會擴及我們健康的各個層面。

乙酰化酶基因與百分之七十人口的命運

想想那些你老的時候可能會得到的疾病，再想想這些疾病和乙酰化酶基因活化程度低落的相關性。舉例來說，活化乙酰化酶基因非常有益心臟健康，因爲它能保護心臟的肌肉，幫助心肌擁有更棒的機能。[1]它也會改善動脈的運作，提升人體處理膽固醇的效率，使動脈不會因阻塞，出現所謂的動脈粥狀硬化。[2]

糖尿病呢？活化乙酰化酶基因會增加胰島素的分泌量，並提升胰島素在體內運作的效率。[3]臨床上最常使用的二甲雙胍類降血糖藥物（metformin），就可以靠著SIRT1強化它的藥效。其實，最近已經有藥廠在研究，增添天然乙酰化酶活化劑的二甲雙胍類降血糖藥物能對糖尿病治療帶來怎樣的幫助。動物實驗的結果發現，佐以乙酰化酶活化劑後，二甲雙胍類降血糖藥物的用量大幅下降了百分之八十三，即可達到相同的理想功效。[4]

乙酰化酶基因也與大腦的健康有關，有研究發現，阿茲海默症患者的乙酰化酶活化程度比較低。乙酰化酶活化時，可提升大腦信號之間的溝通、增強認知功能，並降低大腦的發炎反應。這一切全都可以中止類澱粉蛋白-β（amyloid-β）和牛磺酸蛋白的生成和聚集，這兩種蛋白是我們在阿茲海默症患者大腦中看到的兩大有害物質。[5,6]

骨頭是下一個受惠者。造骨細胞是我們骨頭裡的一種特化細胞，可建造新的骨頭。我們有越多的造骨細胞，我們的骨頭就會越強壯。活化的乙酰化酶基因不只會促進造骨細胞的生成，還會增加它們的存活率。[7]正因如此，乙酰化酶基因的活化程度對骨頭的終身健康至關重要。

乙醯化酶基因的相關研究中，癌症一直是比較具有爭議的部分，雖然最近的研究顯示，活化乙醯化酶基因有助抑制癌化腫瘤，但現階段科學家對這個複雜領域的了解才只有皮毛。[8]不過，就算這門特別的主題還有許多需要了解的細節，但那些飲食中富含大量激瘦食物的民族，罹癌率確實最低，稍後我們就會討論到他們。

這些我們耳熟能詳的疾病，心臟病、糖尿病、失智症、骨質疏鬆症和極可能也在名單中的癌症，全都可以靠著活化乙醯化酶基因來防範。這樣一來，學界的發現或許就沒什麼好大驚小怪：那些飲食中本來就囊括豐富激瘦食物的民族，都有著我們多數人難以想像的長壽和健康人生。很快你就會聽聞更多有關這些民族的事蹟。

這讓我們得到了一個振奮人心的結論：激瘦食物是世界上最具效能的食物，而單單這個把它們加入你終身飲食的舉動，就可以讓你得到跟他們一樣健康，甚至是比他們更健康的人生，同時，你還可以擁有你理想的身形。

個案分享

大衛・卡爾是一名職業帆船選手，曾在二〇一七年參加知名的美洲盃帆船賽。大衛接受的鍛鍊雖然和頂尖選手不相上下，但他的飲食頂多稱得上健康，除了會服用一些補充劑外，並沒有什麼特別之處。他說自己「一直是個肥胖運動員」，更令他厭倦的是，即使他吃得比他身邊的許多運動員好、也訓練得比他們勤，但他的身形還是沒他們精實。除此之外，縱使他又接受鍛鍊又均衡飲食，但他身上還是有多項可能導致代謝性疾病的風險因素，例如高血糖、高膽固醇和高血脂等。

在以富含激瘦食物的飲食作爲營養基礎，且每天早上都喝一杯激瘦食物打成的飲品後，大衛的身體出現了巨大的變化。六個月內，他的體重降了整整十公斤，從原本的一百零三公斤，降到了他的理想體重九十二公斤。他的體脂肪則降了一半，來到了百分之七，這讓他終於擁有頂尖運動員的精實體魄。他說，「每次我都能以巔峰狀態完成我的有氧鍛鍊，我覺得自己充滿了全所未見的力量。」現在他不僅有了頂尖運動員該有的外貌，整個人也看起來健康多了。大衛的血液檢測結果更證實他確實是變健康了，因爲他的：

- 「壞」膽固醇（ＬＤＬ膽固醇）下降了百分之四十五
- 「好」膽固醇（ＨＤＬ膽固醇）增加了百分之二十九
- 三酸甘油酯（血液中的脂肪）下降了百分之八十

血糖從瀕臨糖尿病的臨界點降到了正常範圍

透過以激瘦食物爲基礎的營養計畫，大衛不但能以最好的狀態參賽，還徹底反轉了他未來得到心臟病和糖尿病的風險。

本章重點

- 即便現代醫學已經如此進步，但我們還是變得越來越胖和越來越不健康。
- 有百分之七十的人是死於慢性疾病，且絕大多數都與乙酰化酶基因活化程度過低有關。
- 活化乙酰化酶基因，可以讓你遠離西方世界的大部分慢性疾病。
- 攝取富含激瘦食物的飲食，能讓你擁有跟地球上最健康、最長壽人口一樣勇健的身心。

CHAPTER

05

激瘦食物

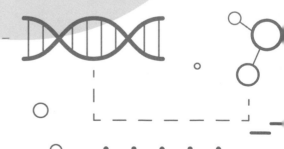

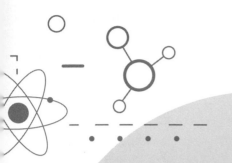

到目前爲止，我們已經知道乙醯化酶這組古老基因有幫助人體燃脂、增肌和保持超凡健康的力量，並知道可以透過熱量限制、斷食和運動活化它們。不過，現在還有一個革命性的方法能活化乙醯化酶基因，那就是「食物」。同時，又把當中最能活化乙醯化酶基因的食物稱作「激瘦食物」。

激瘦食物的好處

要眞正了解激瘦食物的好處，我們需要從一個非常不同的角度來看待蔬菜和水果這類食物，還有它們有益人體健康的原因。蔬果有益人體健康絕對是無庸置疑的事實，因爲已經有大量的研究證實富含水果、蔬菜和植物性食物的飲食能降低許多慢性疾病的風險，包括心臟疾病和癌症這兩大致命的慢性病。這些研究把蔬果的這些好處歸功於它們富含的營養素，例如維生素、礦物質，當然還有過去十年來最受保健領域關注的抗氧化劑。不過，在這裡我們要說的是一個截然不同的故事。

激瘦食物之所以這麼有益人體健康，與我們熟知的那些營養素一點關係也沒有。沒錯，那些營養素都是我們飲食中不可或缺的珍貴元素，但激瘦食物本身還帶有一種非常與衆不同的特質。如果我們跟你說，激瘦食物有益健康的原因其實不是它們含有人體必需的營養素，或是能提供清除體內有害自由基的抗氧化劑，而是因爲它們充滿帶有微弱毒性的物質呢？在這個大力吹捧「超級食物」（superfood）並以其抗氧化劑含量爲賣點的世界裡，這句話聽起來或許有點荒謬。但這是一個創新的概念，值得我們好好去了解它。

無法打敗你的，都會使你強大

讓我們重新回顧一下活化乙酰化酶基因的傳統方法：斷食和運動。如我們所見，不斷有研究證明，限制熱量的飲食能對減重、健康，甚至是壽命帶來很大的好處。同樣的，各項研究也證實，運動不只對身心有數不盡的好處，還發現規律運動可大幅降低死亡率。[1]可是，斷食和運動之間到底有什麼共通點呢？

答案就是「壓力」。斷食和運動都會對人體造成輕微的壓力，而這股壓力會促使身體變得更健康、更有效能和更有適應力。也就是說，就長遠來看，人體在適應這些略帶壓迫的刺激時所做出的反應，會讓我們變得更健康和更精瘦。另外，正如我們此刻知道的，這些對人體有極大好處的適應反應，都是由乙醯化酶基因操控；因為乙醯化酶基因會在面對這些壓力時活化，並引發一連串有利人體的變化。

人體針對這些壓力做出的適應反應在學界有個專門術語，叫做「毒物興奮效應」（hormesis）。這個效應的概念是，某種物質或壓力在少量的條件下對人體有益，但大量就會對人體造成毒性或致命。或者，如果你喜歡，也可以用「殺不死你的，都會使你壯大」這句話來表達這個效應的核心概念，因為這確實是斷食和運動的運作原理。餓過頭會致命，運動過度也會有害健康，然而只要你能拿捏好斷食和運動的分寸，讓它們對身體施加適當和可掌控的壓力，你就能因它們獲得很多好處。

揭開多酚的面紗

現在，我們要介紹一些非常迷人的事。所有會動的生物都會產生所謂的「毒物興奮效應」，但一直到最近，科學家才知道原來植物也會有這樣的反應。[2] 雖然我們一般不會把植物和其他會動的生物視爲同一類，但就化學層面來看，對環境產生的反應確實相當類似。

乍聽之下，這件事聽起來或許會有點奇妙，但如果我們從演化的角度來看待這件事，就會發現有這樣的結果一點都不稀奇，因爲所有的生物都需要面對環境中常見的各種壓力，例如缺水、日曬、養分不足，以及病原菌的侵襲。

萬一這件事就已經讓你覺得不可思議，接下來我們要告訴你的事恐怕會讓你更加吃驚。其實，植物對抗壓力的反應機制比我們還要複雜。[3] 你想想看，如果我們餓了、渴了，可以去找食物和飲水；太熱了，可以去找遮蔭的地方；受到攻擊，我們還可以逃跑；反觀植物，由於它們只能佇立在原地，所以不論面臨怎樣的壓力和威脅，它們都必須逆來順受。這樣的先天生理條件，也讓植物在過去的十億年間，發展出了一套高度複雜且令我們望洋興嘆的壓力反應系統。它們會生成大量的天然植物化學物質，即多酚，幫助自己成功適應環境和生存。我們攝取這些植物的時候，也會把這些多酚營養素一起吃下肚。這些多酚會對我們產生非常深遠的影響，因爲它們也會活化我們與生俱來的壓力反應路徑。沒錯，這條路徑就是可透過斷食和運動活化的乙酰化酶基因。

用這種方式讓植物的壓力反應系統嘉惠我們，叫做「異體毒物興奮效應」（xenohormesis）。[4,5] 這對我們意義重大。這表示我們不必爲了活化乙醯化酶基因受苦，可以讓植物先替我們完成苦差事。的確，現在已有研究指出，攝取這些天然植物化合物可達到類似熱量限制飲食的效果，因爲它們能對我們的細胞產生相同的正面影響，例如讓細胞進入斷食期間才會看到的燃脂模式。[6,7] 再者，它們啟動我們壓力反應路徑的信號化合物，比我們單靠斷食或運動生成的信號化合物還精良，能更有效地活化我們的乙醯化酶基因。

激瘦食物

雖然所有的植物都會有這些壓力反應系統，但只有某些植物會產生大量可活化乙醯化酶基因的多酚。我們把這些植物叫做激瘦食物。發現這些植物意味著，我們不用再靠嚴格的斷食飲食和大量的運動計畫來活化乙醯化酶基因，因爲現在我們可以用一套革命性的全新方法做到這件事，即：食用富含激瘦食物的飲食。

野生或有機的植物會比精緻耕作的農作物好，因為前者的生長環境會刺激它們生成較多的多酚。

最棒的是，這項飲食不會叫你剔除餐盤上的食物，只會要你多添點激瘦食物！

這套飲食非常簡單又好上手，美好到似乎必有詐，但絕對沒這回事。它是一套非常符合我們先天生理構造的飲食方式，跟那些要我們對熱量錙銖必較和搞得肚子咕嚕嚕叫的現代飲食不同。許多嘗試過那些極端飲食的人都知道，那些飲食一開始都會讓你的體重快速下降，但沒多久身體就會反抗那樣的飲食方式，讓你的體重再次上揚；這也難怪會有人對這份飲食有所顧忌，擔心這又會是另一本虛有其表的飲食書。但請你記住這一點：現代的任何飲食法頂多只有一百五十年的發展歷史，可是激瘦食物可是歷經大自然十億年的淬鍊才孕育出的產物。

知道了這些，現在你大概已經迫不及待地想知道到底有哪些食物算是「激瘦食物」。所以我們先列出二十種最棒的激瘦食物。

	激瘦食物	活化乙醯化酶基因的主要營養素
1	芝麻葉	槲皮素（quercetin）、山柰酚（kaempferol）
2	蕎麥	芸香苷（rutin）

3	酸豆	山柰酚、槲皮素
4	芹菜（包含它的葉子）	芹菜素（apigenin）、木犀草素（luteolin）
5	辣椒	木犀草素、楊梅黃酮（myricetin）
6	可可	表兒茶素（epicatechin）
7	咖啡	咖啡酸（caffeic acid）
8	特級初榨橄欖油	橄欖多酚（oleuropein）、羥基酪醇（hydroxytyrosol）
9	大蒜	大蒜烯（ajoene）、楊梅黃酮
10	綠茶（尤其是抹茶）	表沒食子兒茶素沒食子酸酯（epigallocatechin gallate，EGCG）
11	羽衣甘藍	山柰酚、槲皮素
12	帝王椰棗	沒食子酸（gallic acid）、咖啡酸
13	巴西里	芹菜素、楊梅黃酮
14	紅菊苣	木犀草素
15	紫洋蔥	槲皮素

16	紅酒	白藜蘆醇（resveratrol）、白皮衫醇（piceatannol）
17	大豆	木質素異黃酮（daidzein）、芒柄花黃素異黃酮（formononetin）
18	草莓	漆黃素（fisetin）
19	薑黃	薑黃素（curcumin）
20	核桃	沒食子酸

表格的參考文獻：8-35

本章重點

- 我們需要用全然不同的角度看待水果、蔬菜和植物性食物，因為它們有益人體健康的原因不單純是它們含有維生素和抗氧化劑。
- 植物性食物有益我們，是因為它們有天然的化學物質，這些化學物質可以像斷食和運動一樣，對細胞施加溫和的壓力。
- 植物因為無法活動，所以發展出了一套高度複雜的壓力反應系統，其所生成的多酚可以幫助它們適應環境的挑戰。
- 吃下這些食物後，它們的多酚會活化我們的壓力反應路徑，即我們的乙醯化酶基因，讓我們獲得類似熱量限制飲食和運動的成效。
- 具備強大活化乙醯化酶基因能力的食物，就是所謂的「激瘦食物」。

CHAPTER

06

世界各地的激瘦食物

激瘦食物或許是營養領域上的新發現，但一直以來，世界各地早有許多民族因他們傳統飲食中的激瘦食物受惠。我們會在第八章詳細介紹最棒的二十種激瘦食物，但在此之前，請先讓我們了解一下在早期文明就因爲其藥性備受推崇的植物性食物，當時的人就常常把它們視爲健體補氣的神聖食物。

事實上，就文史紀錄來看，我們發現激瘦食物的好處很早就被人記載下來。我們甚至在距今超過兩千兩百年，《聖經》中找到了堪稱最早的激瘦食物臨床試驗。當時要爲國王效力的青年都必須先接受皇家御賜的頂級膳食調理身體，以確保他們能以最健康和精實的體魄爲國家出力。然而一位名叫但以理的青年，卻用一份全素的飲食，讓自己在短短幾天內就擁有了比那些吃御賜膳食的人還要強健、優秀的體格。「但以理下定決心，絕對不要爲了效力國王，吃下有違他信仰規範的美酒佳餚。於是，他跑去跟該職務的負責人打了個商量。『用十天的時間試試我們的能耐，』他說，『這段期間你只需要給我們蔬菜和飲水，十天後再把我們和吃御賜膳食的青年放在一起比較，依我們的外貌做出評斷。』負責人答應了但以理的請求，讓他們吃了十天素菜。十天過後，負責人發現，相較吃御賜膳食的青年，但以理他們的氣色比較好、身材也更爲健壯。所以自此之後，負責人就讓他們繼續以蔬菜爲食，不再強制他們食用國王提供的餐點。」

一般來說，全素飲食是絕對不可能產生這樣的好處，尤其是在增加肌肉量這方面。想當然，但以理他們之所以能有這樣的成果，一定是碰巧吃到了囊括豐富激瘦食物的素菜。按照該書的紀錄，他們常吃到的蔬食種類，恰好跟富含激瘦食物的地中海飲食雷同；同時，但以理的成果也與我們的前驅試驗結果不謀而合。這不禁令我們好奇，但以理的這個事蹟到底是個虛構的神話，還是我們早在兩千多年前，就已經不經意地找到了擁有理想身材和健康的答案？

一窺長壽之境

要眞正了解激瘦食物的好處，我們需要從一個非常不同的角度來看待蔬菜和水果這類雖然全球人口的健康狀態普遍每況愈下，但在世界各地，還是有好幾個地方，完全沒受到這股趨勢影響。這些地區的居民攝取大量的激瘦食物，而且這個量比一般西方飲食高出許多。我們在這些飲食富含激瘦食物的居民身上，看到了許多宛如奇蹟般的現象。事實上，相較那些住在城市、吃著典型西方飲食的人，居住在藍區的人不只活得比較長壽，更重要的是，他們還老得很健康、很有活力。在這些地區，阿茲海默症、癌症、糖尿病、心臟病和骨質疏鬆症的發生率都非常低。到那裡，你會看到九十歲，甚至是更年長的人，依舊能走路、跳舞和工作。他們不熱衷減重，也不需要；而且他們即使是上了年紀，也依舊保有年輕時的活力和能量。你會看到他們騎著摩托車或腳踏車在街上到處跑。跟他們攀談聊天，你或許還會聽到他們跟你炫耀自己的性生活依然美滿！由此可知，知道他們是世界上最苗條的族群也沒什麼好大驚小怪的。

可可不會讓你變胖

爲了讓你更了解這個令人不可置信的現象，我們要先帶著你到巴拿馬的聖布拉斯群島走一遭，該地是美洲原住民庫納族的故鄉，他們似乎都沒有高血壓的困擾，肥胖、糖尿病、癌症和早亡的比例也相當低。在二十一世紀初，有個研究團隊揭露了庫納族的這項秘密，他們發現庫納族人的主要飲水是一種可可飲品，由當地土生土長的可可製成。這種可可富含「黃烷醇」（flavanol）這類的多酚，且表兒茶素的含量特別高，是一種激瘦食物。

但怎麼知道庫納族的健康能歸功於大量攝取可可黃烷醇？該研究發現，當這些庫納族人移居到巴拿馬城，轉而攝取經去除黃烷醇的可可加時，他們的健康優勢就消失了！[1]

這項庫納族人研究，只是證明可可黃烷醇對健康有著非凡影響力的其中一個證據。科學家也在許多臨床試驗裡，發現富含黃烷醇的可可能改善血壓、血液循環、血糖和膽固醇的狀況。[2,3] 回顧性文獻亦指出，可可對糖尿病[4] 和癌症[5] 也有正面的影響。另外，還有研究發現，攝取可可能提升記憶表現，是有助大腦回春的飲食選項。[6] 因此，儘管常有人警告你，巧克力不是好東西，但現在我們知道可可不但無罪，更可以改善我們的口腔衛生，讓我們的牙齒遠離牙菌斑和蛀牙的威脅。[7]

薑黃的優點

薑黃有「印度黃金」的稱號，已被印度傳統的阿育吠陀醫學（Ayurvedic medicine）應用了四千多年，具有療傷和抗發炎的特性。今日我們知道薑黃之所以有這些療癒能力，都是因爲它含有薑黃素；薑黃素是一種能活化乙酰化酶基因的營養素，薑黃也是因此被歸爲激瘦食物的一員。

在印度的傳統料理中，薑黃是非常常見的香料。科學家認爲，印度的罹癌率比西方國家低這麼多，應該都是拜薑黃所賜。不過有趣的是，學者也發現，當印度人移居到美國或英國，摒棄他們的傳統飲食時，他們的罹癌率就會增加百分之五十～百分之七十五。[8] 雖然這樣的結果可能也跟許多不同的生活型態因素有關，但目前確實已有不少科學證據指出，薑黃素是一種強大的抗癌物質。

除了有不少研究證明薑黃素的抗癌功效，也有大量的證據指出薑黃素可透過活化乙酰化酶基因帶來許多健康益處。最近的研究顯示，有一種比較好被人體吸收的薑黃素，可改善受試者的膽固醇、血糖和體內的發炎狀況。[9] 還有研究以有膝關節退化性關節炎的病人爲研究對象，發現薑黃素的止痛效果跟常用的止痛劑一樣好。[10] 現在更有許多研究人員把研究薑黃素的重心，放在它預防發胖的多項機制上，希望能藉此幫助肥胖患者擺脫笨重的身體。[11] 一項以第二型糖尿病早期病患爲受試者的研究表示，他們每天僅給受試者吃一公克的薑黃，就改善了他們的工作記憶。[12]

綠茶帶來的生機

綠茶是另一個迷人的激瘦食物。人類飲用綠茶的歷史已經有四千七百多年了，當時的中國帝王神農氏在因緣際會下創造了這種宜人、爽口的飲品。但一直到近年，這項飲品才因爲它的藥性和療癒能力聲名遠播。

科學家認爲，所謂的「亞洲矛盾」現象，與亞洲人大量飲用綠茶的習慣息息相關。這個「亞洲矛盾」現象就是：雖然亞洲人的抽菸人口非常高，尤其是日本人，但他們的心血管疾病和癌症發生率卻是全世界最低。研究發現，大量攝取綠茶有助大幅降低冠狀動脈心臟病和許多常見癌症的發生率，例如攝護腺癌、胃癌、肺癌和乳癌。有鑑於此，這也不難理解為什麼飲用綠茶有利大幅降低早亡的風險。

綠茶也有「產熱效應」（thermogenic effect），這表示它們會增加人體的熱量燃燒量，幫助身體在保持原有肌肉量的情況下，減去多餘的脂肪。我們發現有「長壽之島」美名的沖繩，當地居民的飲食除了少不了綠茶，還富含綠葉蔬菜、大豆、香草植物和香料，尤其是薑黃，可說是囊括了各式的激瘦食物。沖繩或許是日本最貧困的省分，但它卻是全世界孕育出最多長壽百歲人瑞的土地。起初，研究人員以為當地居民的長壽是源自他們優秀的基因，因為他們的生活品質實在是沒有很好。不過後來學者發現，隨著當地飲食的西化，肥胖和各種慢性疾病也首次在年輕一代的沖繩居民之間迅速蔓延，自此之後，他們便不再認為當地居民的長壽是優秀基因所致。

地中海飲食的精髓

若要更眞切的感受到激瘦食物的力量，我們需要去地中海看看。在那裡，可以從當地的飲食中找到許多強大的激瘦食物，像是特級初榨橄欖油、堅果、莓果、綠葉蔬菜、香草植物和香料，當然，也少不了葡萄酒。食用這樣的飲食除了可以降低百分之九因各類因素導致的死亡，還可以大幅降低心血管疾病、如阿茲海默症的退化性大腦疾病，以及癌症的發生率。[13]另外，就如我們在前言提到，學者在西班牙進行的著名試驗地中海飲食實驗中發現，增添特級初榨橄欖油或堅果，尤其是核桃的地中海式飲食，能夠大幅降低心血管疾病和糖尿病的發生率。

研究人員還針對地中海飲食實驗的成果，做了其他非常有趣的子研究。他們檢查了受試者的 PPAR-γ 基因表現，如果你還有印象，就會知道這個基因是我們稍早提到，操控整個肥胖大局的大惡棍。雖然有些人確實頗能抵抗它的惡勢力，但也有人沒那麼幸運，一旦碰到它，就只能任憑它宰割；這表示，在攝取相同熱量的情況下，後者發胖的機率會高出許多。然而，如果你的飲食富含激瘦食物，就完全不必顧慮 PPAR-γ 的惡勢力。因爲研究人員發現，食用富含激瘦食物地中海式飲食的那些受試者，全都可以力抗 PPAR-γ 基因的負面影響。[14]就算他們吃進的熱量一模一樣，但富含激瘦食物的飲食還是能驚人地將他們的肥胖風險降低百分之四十，尤其是腹部肥胖的部分。[15]所以不要再一味追求低脂、對熱量斤斤計較的飲食了：看看那些遵循傳統地中海飲食的人，他們的身形總是比一般人還要窈窕。

看了這麼多，我們可以歸結出一個結論。那些分布全球，活得最健康、最窈窕而且最長壽的民族，全都有一個共通點，那就是：他們都攝取了大量的激瘦食物。他們甚至沒有去計算自己吃了多少熱量，也沒有節食，就一直維持著精瘦、窈窕的身形。這樣的結論讓我們決定做一件事：把地球上最強大的激瘦食物全都集結在一起，創造出一套前所未見的飲食樣貌，就本質來說，這就是一份促進健康和減重的革命性飲食。

本章重點

- 雖然肥胖和慢性疾病在西方世界非常盛行，但生活在「藍區」（長壽區）的人幾乎都沒有這些問題。
- 生活在「藍區」的人都有個共通點，那就是他們的飲食都含有非常豐富的激瘦食物。
- 美國原住民庫納族的可可、印度的薑黃料理、日本的綠茶，以及傳統地中海飲食中的特級初榨橄欖油，都是「藍區」居民偏好激瘦食物的經典例子。
- 激瘦食物飲食法不只把上述這些超棒的食物都集結在一起，還囊括了其他的激瘦食物，可謂是世界上最棒的健康和減重飲食。

CHAPTER

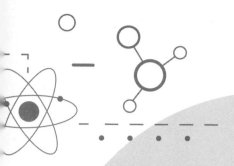

07

打造一份最有益健康和減重的飲食

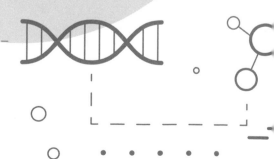

爲了這套激瘦食物飲食法，我們做了非常特別的事情。我們把地球上最有力量的激瘦食物聚集在一起，用它們編織出一套過去從未有過的嶄新飲食方式。我們從目前最健康的飲食中，挑出了「最好」的食物，再用這些食物打造出了一套舉世無雙的飲食。

好消息是，在執行激瘦食物飲食法的時候，你完全不需要突然改變自己的口味，去吃沖繩的傳統飲食，或是義大利媽媽煮的家常菜。這樣的舉動不但不切實際，對激瘦食物飲食法而言，也是個完全可有可無的舉動。坦白說，你看到激瘦食物的清單（請見第八十七頁）時，心中說不定會對它們興起一股熟悉感。雖然近期你不見得吃過清單上的所有食物，但你多半吃過當中的幾樣。既然如此，爲什麼現在的你還沒有變瘦？

我們細細探究最新的營養科學資訊，了解組成一份優質飲食必須涵蓋的各種元素後，終於找到了答案。要讓激瘦食物發揮減重的功效，除了要考量到吃進激瘦食物的「分量」、「種類」和「形式」，還要在餐點中搭配豐富的蛋白質，然後在最佳時間點吃進這些餐點。只要有掌握到這些大方向，基本上激瘦食物飲食法就是一套可以讓你盡情享受美食的飲食方式。

攝取足量的激瘦食物

目前，絕大多數的人就算有在飲食中吃到激瘦食物，吃到的量也不足以在體內引發燃脂和促進健康的功效。當研究人員從五大可活化乙醯化酶基因營養素（槲皮素、楊梅黃酮、山柰酚、木犀草素和芹菜素）來檢視美國的飲食時，他們發現美國人每天吃進這些營養素的總量平均只有十三毫克。[1] 相較之下，一般日本人的平均攝取量比美國人高出了五倍之多。[2] 再看到我們的激瘦食物飲食法試驗，該試驗的每一位受試者，每天都會吃進數百毫克的可活化乙醯化酶基因營養素。

沒錯，我們正在談論的這份革命性飲食，能夠幫助我們把可活化乙醯化酶基因營養素的每日攝取量足足提升五十倍。儘管乍聽之下，你或許會覺得這套飲食有點難以執行，但事實並非如此。我們列出的每一種激瘦食物都能很輕易地融入你忙碌的生活，讓你輕鬆攝取到足以獲得所有好處的有效攝取量。

協同作用的力量

我們認爲，從完整的食物攝取這些神奇的營養素是最好的，這樣我們就可以在吃進這些營養素的同時，也一起吃進上百種與之共存的天然生物活性植物化學物質，這些植物化學物質會發揮協同作用，讓我們的健康更上一層樓。我們深信，天然是最好的，這或許也是單獨攝取這些營養素的補充劑老是無法獲得這些好處，但用全食物的形式吃進這些營養素卻可以的原因。

就以活化乙醯化酶基因的經典營養素白藜蘆醇爲例。在補充劑的形式下，它的吸收率非常差，但在紅酒這樣天然食物的形式下，它的生物利用率（bioavailability，人體可利用的比例）至少高了六倍。[3,4] 除此之外，紅酒裡的多酚可不只白藜蘆醇這一種，它還含有許多可活化乙醯化酶基因的其他多酚，例如白皮杉醇、槲皮素、楊梅黃酮和表兒茶素等，它們都可以一起增進我們的健康。或者，我們或許也可以看看薑黃裡的薑黃素。大家都知道，薑黃素是薑黃裡活化乙醯化酶基因的重要營養素，但研究顯示，比起單獨攝取薑黃素補充劑，攝取完整的薑黃更能有效抑制 PPAR-γ 的活性、幫助減重，也更能有效抑制癌症和降低血糖。[5]看到這裡，你大概不難理解，攝取單一的營養素補充劑，爲什麼總是無法得到該營養素在食物中發揮的功效。

不過，真正讓這套飲食方式與衆不同的是，我們把各具優勢的多種激瘦食物搭在一起。譬如，我們讓富含槲皮素的激瘦食物，與富含白藜蘆醇的食物搭在一起，此舉不僅會提升白藜蘆醇的生物利用率，更可讓兩者的功效相得益彰。這兩種營養素雖然都是脂肪剋星，但它們達成這個目標的方法卻略有不同。白藜蘆醇擅長摧毀已存在的脂肪細胞，槲皮素則是能有效防堵脂肪細胞新生。[6]因此結合兩者的力量，它們可對脂肪雙面夾攻，從而讓我們得到比大量食用單一食物還要大的減重效果。

這樣的例子不勝枚舉。好比說，富含芹菜素的食物能提升身體對食物中槲皮素的吸收率，並增加它的作用力；[7]槲皮素能與表沒食子兒茶素沒食子酸酯（epigallocatechin gallate，EGCG）產生協同作用；[8]表沒食子兒茶素沒食子酸酯則能與薑黃素產生協同作用。[9]由此可知，完整的食物不但會比單一的營養素更有力量，將各種激瘦食物搭配在一起，更是能讓它們激盪出更強大的健康功效——這些營養素之間的關係就是如此的複雜、微妙，大自然的力量無人能及。

榨汁和吃原型食物各有優點

對激瘦食物飲食法而言，榨汁和吃原型食物皆有各自不可撼動的優勢。在這裡我們要特別強調，榨取綠葉蔬菜的汁液時，我們必須用可濾除食物纖維的果汁機操作，而非會保留食物纖維的食物調理機或果昔調理機。對許多人來說，這樣的做法似乎有違我們的一般認知，但這就是我們想要的效果。

有些食物的纖維會含有所謂的「不可萃取多酚」（non-extractable polyphenols，NEPPs）。這類多酚與食物的纖維緊緊結合，當中也囊括可活化乙醯化酶基因的多酚，必須靠我們腸道中的好菌分解，否則人體就無法吸收它們，並獲得它們的好處。但更重要的是，不可萃取多酚的含量會因植物的種類有非常大的差異。例如，水果、穀類和堅果這類的食物，就含有非常大量的「不可萃取多酚」，所以你在食用這些食物時，就應該把它們整個吃下去。就拿草莓來說好了，它有超過百分之五十的多酚都是來自於它的不可萃取多酚。可是對綠葉蔬菜來說，雖然它們的纖維含量很高，但其所含的不可萃取多酚含量卻相當低。

因此在攝取綠色蔬菜時，如果我們能把它們榨成汁，並濾除沒什麼營養價值的纖維，就能讓自己吃進更多蔬菜的精華，攝取到更豐富的可活化乙醯化酶基因多酚。

移除綠葉蔬菜的纖維還有另一個優點。綠葉蔬菜含有一種叫做「不可溶性纖維」的纖維，這類纖維可以抹去沾附在消化系統壁面上的髒污。但如果我們吃進太多的不可溶性纖維，它就會過度刺激和損害我們的腸道內壁，就跟我們過度擦洗東西的道理一樣。也就是說，將綠葉蔬菜打成果昔，裡頭的纖維恐怕會對許多人的腸道造成負擔，甚至是引發腸躁症，並妨礙我們吸收營養素的能力。

用果汁的形式食用某些激瘦食物，也能提升我們對特定營養素的吸收率。以抹茶爲例，它活化乙醯化酶基因的活性物質表沒食子兒茶素沒食子酸酯，若以飲品的形式攝取，人體對它們的吸收率可以提升百分之六十五以上。[10] 我們還發現一件很有趣的事，當我們分別以帶有蔬菜纖維和去除蔬菜纖維的蔬果汁供應受試者時，後者血液中的鎂和葉酸等必需營養素含量會大幅提升。

這一切的重點就是，如果我們要有效活化乙醯化酶基因，讓它們幫助我們減重和保持健康，除了要在飲食中多吃原型食物，也必須以果汁的形式攝取某些蔬菜，才能讓自己得到最大的好處。

蛋白質的力量

植物是激瘦食物飲食法的主角，但要把這套飲食的好處發揮到淋漓盡致，少不了豐富的蛋白質。白胺酸（leucine）是構成蛋白質的基本單位，研究顯示，它能藉由刺激SIRT1，增進燃脂效率和改善血糖狀況。[11]

不過，白胺酸還有另一項能力，這項能力就是它能與激瘦食物發揮極佳的協同作用。白胺酸能有效刺激我們的細胞進行同化作用（anabolism，合成新的物質），尤其是肌肉細胞；同化作用會消耗大量能量，這意味著我們細胞的發電廠即粒線體必須加班運轉。此時，激瘦食物就能補足細胞對能量的需求。如果你還有印象，就會知道激瘦食物有刺激細胞生成更多粒線體的能力，而且還會提升粒線體的產能效率，讓它們以脂肪爲產能燃料。也就是說，如果我們能把激瘦食物和蛋白質搭在一起食用，它們就能發揮一加一大於二的功效，讓我們在活化乙酰化酶基因、燃燒脂肪的同時，還長出更多的肌肉，變得更健康。[12]這正是本書的餐點爲什麼都會刻意搭配豐富蛋白質的原因。

富含油脂的魚類是搭配激瘦食物的絕佳蛋白質選項，因爲它們除了有豐富的蛋白質，還富含 omega-3 脂肪酸。你一定有聽過許多吃魚的好處，尤其是以 omega-3 脂肪酸爲主的魚油。現在，最新的研究還認爲，omega-3 脂肪酸或許有提升人體乙醯化酶基因活化程度的能力。[13]

近年來，有不少人擔心富含蛋白質的飲食會對健康產生負面影響。的確，在沒有搭配激瘦食物的情況下，這樣的擔憂不難理解，因爲白胺酸就像一把雙面刃。如我們剛剛所說，白胺酸會爲我們的細胞帶來額外的工作量，而激瘦食物則能幫助細胞完成這些工作。但，若沒有激瘦食物的幫助，我們的粒線體就會被白胺酸操到過勞，無法正常運作。再者，單獨攝取大量的白胺酸非但不能增進健康，反而還會導致肥胖和胰島素阻抗。換句話說，激瘦食物不僅能讓白胺酸發揮該有的功能，還能成爲我們身體強而有力的後勤補給團隊。你可以把白胺酸想成讓你腳踩油門，加速邁向減重和健康之境的推手，而激瘦食物則是確認細胞能應付這股額外工作量的保養人員。如果沒有激瘦食物，細胞的引擎就會被操到報銷。

重新回到大家擔心富含蛋白質的飲食會對健康造成負面影響的問題上，激瘦食物就是破解這道難題的解答。一般來說，美國的飲食都含有豐富的蛋白質，卻很欠缺激瘦食物來平衡它可能對身體產生的負面影響。由此可知，就美國人的飲食方式來看，讓激瘦食物成爲日常飲食中不可或缺的一部分，是極其重要的事。

早點吃飯

說到吃飯，我們的原則是越早吃越好，且理想情況下，晚餐在晚上七點之前吃完最好。這有兩個原因。第一，可以盡早獲得激瘦食物帶來的天然飽足功效。吃一份能讓你感到飽足、充滿能量的餐點，可以讓你不用一整天都在跟飢餓感奮戰，也不必餓著肚子睡覺。

第二項理由更具有說服力，那就是這可以讓你的飲食習慣和人體的生理時鐘同步。人人都有這個叫做「晝夜節律」（circadian rhythm）的內建生理時鐘，它會依據一天的各個時間點，調節我們身體的許多生理機能。我們進食後，身體處理這些食物的方式也會受到這個生理時鐘的影響。我們的生理時鐘主要是隨著太陽的明暗循環運轉。身爲晝行性動物，我們的活動力本來就是白天優於夜晚。因此，在白天我們的生理時鐘會讓人體用最有效率的方式消化食物，入夜後我們消化食物的效率就會比較差，因爲這個時候是我們準備休息和睡覺的時間。

問題是，許多人還有所謂的「工作時鐘」和「社交時鐘」，而這兩個時鐘不見得有照著我們的生理時鐘安排。對有些人而言，有時候他們只有晚上才能好好吃頓飯。在某種程度上，我們確實可以訓練自己的生理時鐘不按照日升、日落運行，養成「夜貓型」這樣的作息模式，即：偏好或必須在晚上活動、進食和晚睡。然而，這種日夜顚倒的生活作息會讓我們付出一定的代價。許多研究發現，夜貓型的人會比較容易有發胖、肌肉量下降和代謝性問題，而且他們的睡眠品質往往也會比較差。這正是我們在夜班工作者身上看到的現象，他們肥胖和得到代謝性疾病的比例比較高，而他們比較晚吃飯的飲食型態也與這樣的結果脫不了關係。[14,15]

結論就是，你最好早點吃飯，而且理想的情況下，在晚上七點前吃完晚餐最好。但如果現實情況不允許你這樣做呢？好險，乙醯化酶基因在調節生理時鐘方面也扮演重要的角色。事實上，已經有研究發現，激瘦食物裡的多酚能調節我們的生理時鐘，爲我們的晝夜節律系統帶來正面的影響。[16] 這表示，萬一你眞的很難避免晚吃飯這件事，在飲食中加入激瘦食物能將它對健康的傷害降到最低。無獨有偶，在遵循了激瘦食物飲食法的人給我們的各種回饋當中，也有許多人提到，他們的睡眠品質獲得了極大的改善；而這些回饋背後的意涵，都再再顯示出激瘦食物有協調我們晝夜節律的強大力量。

美味不打折

傳統的減重飲食有個根本的問題，就是餐點通常不太美味。它們會榨乾我們品味食物的每一滴樂趣，讓我們無法從飲食中獲得滿足感。但對我們來說，能讓自己在追求健康體重之餘，同時保有飲食的樂趣是一件很重要的事。所以我們在發現激瘦食物，還有富含蛋白質和 omega-3 脂肪酸的食物能強化它們的作用時，才會那麼開心，因爲這樣的條件可以讓我們打造一個雙贏的局面。沒錯，激瘦食物飲食法不但可以增進我們的健康，味道還很棒，能滿足我們對口味的要求。

接下來，就讓我們來看看這一切是怎麼運作。我們的味蕾由七種主要的味覺受體（taste receptor）構成，它們能決定我們嚐到食物會感受到什麼滋味，還有會產生多大的滿足感。

爲了從飲食中獲得最大的養分，人類已經在無數個世代中，演進出會自動去尋找可刺激這些受體的滋味。簡單來說，越能刺激這些味覺受體的食物，帶給我們的滿足感就越大。在激瘦食物飲食法中，我們爲你設計的菜單絕對能讓你吃得津津有味，因爲它囊括了各種可大力刺激這些味覺受體的食物。在此簡略跟你介紹一下這七大味覺，以及這七大味覺可因這份飲食中的哪些食物受到刺激：甜味（草莓、椰棗）；鹹味（芹菜、魚類）；酸味（草莓）；苦味（可可、羽衣甘藍、菊苣、特級初榨橄欖油、綠茶）；辣味（辣椒、大蒜、特級初榨橄欖油）；澀味（綠茶、紅酒）；以及鮮味（大豆、魚類、肉類）。

更重要的是，我們發現，越能活化乙醯化酶基因的食物，越能刺激這些味覺中樞，讓我們得到越大的滿足感。這一點很重要，因爲這表示我們會比較快有飽足感，老是想吃東西的慾望也會隨之下降。飲食富含激瘦食物的人，之所以可以比較快感受到令人心滿意足的飽足感，就是拜激瘦食物的這項特性所賜。

舉例來說，天然的可可帶有一股誘人的苦味，這股苦味來自黃烷醇，它是可可中可活化乙醯化酶基因的營養素。不過，現代食品工業繁複的加工手續，多半會讓可可的黃烷醇蕩然無存，所以最後我們吃下肚的可可，都只是添加了大量糖分的巧克力糖果，根本得不到可可該帶給我們的健康功效。

橄欖油也是。加工程度最低的特級初榨橄欖油會帶有濃郁的獨特風味，入口時你會在喉間感受到一股辛辣感。然而，精製的橄欖油就會失去這些風味，變得淡而無味，毫不辣口。同樣的例子還有辣椒，越辣的辣椒品種，活化乙醯化酶基因的能力越強；野生草莓也會比種植的草莓有滋味許多，因爲前者含有較豐富的可活化乙醯化酶基因營養素。

除此之外，我們還發現每一種激瘦食物都能夠刺激多種味覺受體，例如：綠茶可同時刺激苦味和澀味，草莓則能讓我們嚐到酸酸甜甜的滋味。

剛開始，你可能會不太習慣這些滋味，因爲現代人吃的很多食物早已喪失了食物原有的營養素和滋味。可是很快你就會發現，自己超級喜歡它們。畢竟，在漫長的演化中，人類爲了滿足我們基本的口腹之慾和健康，早就發展出一套可找到激瘦食物的味蕾。換句話說，早在我們對這一切還一無所知的情況下，我們的身體就在這數千年間演化出了這套尋找激瘦食物的系統，讓我們能在飲食中攝取豐富的激瘦食物。再搭配有益健康的蛋白質和omega-3 脂肪酸，我們就可以獲得這些食物的最大好處。

開心吃飯

我們來做個實驗。我們要你做的事非常簡單，就是請不要想到「白熊」這個動物。

結果你剛剛腦中浮現了什麼畫面？當然是一頭白熊的身影。爲什麼？因爲我們叫你不要想。千萬不要告訴我們，現在你的腦袋還在想著白熊！

心理學教授丹尼爾・魏格納（Daniel Wegner）在一九八七年就做了這個開創性的實驗。當時他的實驗結果就顯示，當我們越刻意要去壓下某些想法時，我們反而會越常想到那些事。[17]由此可知，這樣的舉動非但不能將某個想法逐出我們腦海，反而還會加重我們對它的關注。

看到這裡，你或許已經猜到了，這個現象並不是只會發生在白熊實驗上。我們在節食減重時，相同的情況也會原封不動的發生。多項研究指出，只要我們越常想著要少吃點，對食物的渴望就會越大。然後這股慾望就會不斷在我們心中壯大，直到我們終於吃到了想吃的東西！換句話說，我們對飲食的「禁令」越多，我們就越容易暴飲暴食。

現在科學家已經解釋了這究竟是怎麼一回事。人類是一種渴望獨立自主的動物，所以當我們感覺到自己受到控制，例如必須嚴格控管飲食，就會因爲這樣的負面處境感到不自在。我們會覺得自己被綁手綁腳，亟欲掙脫這股束縛。爲了反抗這股束縛，我們會去做那些不該做的事，而且頻率還會更勝以往。這個情況會發生在每一個人身上，就連最有自制力的人也不例外。直白的說法就是，每個人都會碰上這件事，只是時間早晚的問題。科學家現在認爲，這就是我們可以持續節食一段時間，甚至是在初期看到不錯的成果，但卻難以持之以恆的原因。

這麼看來，是不是表示就算我們有心要改變自己的飲食習慣，最後也難逃失敗的命運？不，當然不是。這表示我們在做出改變時，必須爲自己設下一些正面、符合我們期望的規定。我們現在知道要做到這一點，必須用「囊括法」來改善飲食，而非「排除法」。也就是說，我們不再會要你把力氣花在「不應該」吃些什麼上，而是會要你把重點放在「應該」吃些什麼上。這樣做會營造出一個正面的改變環境，避免你產生反抗心理─這正是激瘦食物飲食法的美妙之處。激瘦食物飲食法在乎的，是你的飲食「涵蓋了」哪些食物，不是「剔除了」哪些食物；激瘦食物飲食法在乎的，是你食物的「品質」，不是「數量」。你會心甘情願的貫徹這套飲食，因爲你不只會被它的美味收服，還會知道自己吃進嘴裡的每一口食物都能為你帶來諸多好處。

絕大多數的飲食法都只是一種階段性手段。讓你達到一般大眾認知中的「纖細、窈窕」身形是它們的唯一目標，可是這類飲食鮮少能讓人如願以償，即便有少數人能因此達成目標，也很少有人能持之以恆。但，激瘦食物飲食法不一樣，它是一套可以奉行一輩子的飲食方式。激瘦食物飲食法分為兩個階段，第一階段的飲食雖然必須限制熱量，但我們刻意縮短了這個階段的時間，以確保執行者可在產生反抗心理前，就看到令人滿意的成果。到了第二階段，我們才會把所有的焦點都放在激瘦食物上。再者，讓你持續攝取激瘦食物的動機並非只有減重的成果，懂得品味和享受真實食物的滋味，才是讓你繼續攝取激瘦食物的主要動機。

更重要的是，只要你體會過激瘦食物的特有好處，小至滿足你的味蕾，大至提升你的整體生活品質，就會發現自己的日常飲食習慣和口味，都在不知不覺間改變了。由於激瘦食物飲食法不會刻意告訴你不該吃哪些食物，所以一開始它就排除了之前我們提到的一系列負面反應，降低了那些食物對你的吸引力和掌控力。一段時間之後，你就會發現，自己在完全沒產生「白熊效應」的情況下，自然而然地大幅降低了那些不該吃的食物的攝取量。

本章重點

- 激瘦食物飲食法集結了地球上最強大的激瘦食物，用它們打造出一套簡單又實用的飲食方式。
- 想要得到最佳的減重和健康成果，一定要考量到食用激瘦食物的「分量」、「種類」和「形式」，才能讓它們所含的各種可活化乙醯化酶基因化合物發揮一加一大於二的力量。
- 我們還可以搭配其他有益健康的食材來強化激瘦食物的功效，例如富含白胺酸的蛋白質食物和富含油脂的魚類，它們都可以讓激瘦食物飲食法的成效更上一層樓。
- 我們的進食時間也很重要，早點吃飯可以讓我們的進食時間與人體內建的生理時鐘同步。
- 有別於現代飲食，激瘦食物能滿足我們的七大味覺受體，這表示它們能帶給我們比較大的滿足感，也會讓我們比較快有飽足感。
- 激瘦食物飲食法是一種「囊括法」飲食，不是「排除法」，也只有這樣的飲食才能讓人持之以恆，發揮長遠的減重功效。

CHAPTER

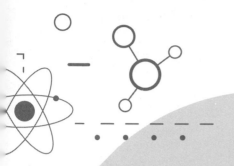

08

最棒的二十種
激瘦食物

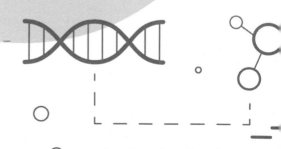

此刻，你已經知道了有關激瘦食物的一切，知道爲什麼它們這麼強大，還有爲什麼它們能打造出一份可發揮長遠功效的飲食，也是時候該身體力行了。下一章，我們就會正式展開激瘦食物飲食法的第一天。所以現在正是你一一熟悉這二十種激瘦食物的絕佳時機，因爲很快它們就會成爲你日常飲食中的主食。

芝麻葉

芝麻葉（arugula）在美國飲食文化中有相當悠久的歷史。它是一種辛辣的綠葉沙拉菜，帶有一股獨特的胡椒味。芝麻葉原本是地中海農民餐桌上常見的平民佳餚，但傳入美國後，它的價值很快就扶搖直上，成爲衆人用來彰顯地位的食物之一。

不過，早在芝麻葉引起一場階級戰爭之前，它就已經因爲它的醫用價值備受古希臘人和古羅馬人推崇。他們一般會用芝麻葉來幫助利尿和消化，但讓芝麻葉眞正聲名大噪的，是它的催情功效；所以中世紀的歐洲禁止修道院種植芝麻葉，知名的古羅馬詩人維吉爾（Virgil）就曾寫道：「芝麻葉會喚醒人們體內沉睡的性慾。」話雖如此，但此時此刻，芝麻葉眞正吸引我們的，是它含有大量可活化乙酰化酶基因的營養素，分別是山柰酚（kaempferol）和槲皮素（quercetin）。這兩種營養素除了可有效活化乙酰化酶基因，研究更發現，它們還有做美妝品原料的潛力，因爲它們兩個搭在一起不但可對肌膚發揮保濕功效，還能促進皮膚內的膠原蛋白合成。對芝麻葉的功效有了這些了解後，我們也該拋開它被貼上的階級標籤，多用它做沙拉的基底。芝麻葉和特級初榨橄欖油做的沙拉醬是絕配，可說是激瘦食物界的絕佳拍檔。

蕎麥

蕎麥是日本最早栽植的作物之一，過去的僧侶在山中長途跋涉時，就只會帶著一只鍋子和一袋蕎麥當作糧食。蕎麥非常營養，可以供給他們所需的所有養分，讓他們就這樣走上好幾週的路。時值今日，我們也還是很看重蕎麥的價值。首先，當然是因爲它富含活化乙酰化酶基因的營養素，芸香苷。其次則是因爲它非常友善環境，不但可以改善土質，還能抑制雜草生長，可說是打造永續農業生態的理想作物。

蕎麥的營養價值會大勝其他常見穀物的其中一個原因，大概還跟它根本不是穀物有關，它是大黃這種植物的親戚。也就是說，蕎麥算是一種「僞穀物」（pseudo-grain）。蕎麥的蛋白質含量比任何穀類都高，而且是激瘦食物中的佼佼者，因此超適合用它來取代其他更廣爲大衆食用的穀物。再者，它的滋味就跟所有穀物一樣，非常百搭，還完全不含麩質，對有麩質不耐症的人來說，它是非常棒的選擇。

酸豆

你可能對酸豆有點陌生，它們就是你在吃披薩的時候，偶爾會看到的配料—顆粒狀，有著深綠色的外皮，嚐起來鹹鹹的。若說到有什麼食物的價值被過度低估和忽視，酸豆肯定榜上有名。有趣的是，這一粒粒的酸豆其實不是「豆」，而是續隨子這種灌木植物的「花苞」。續隨子盛產於地中海，要經過醃漬才會成爲我們平常吃到的酸豆。現在不少研究顯示，酸豆擁有許多重要的特性，像是抗微生物、抗糖尿病、抗發炎、免疫調節和抗病毒等，且地中海和北非地區的人民把它應用在醫療上的歷史相當悠久。因此，我們會在它們身上找到滿滿的可活化乙酰化酶基因營養素，似乎也沒有什麼好意外的。

我們認爲也是時候該把這些微小的佐料介紹給大家認識了，酸豆對地中海飲食同樣有不小的貢獻，只不過其他重磅級的地中海食物常常會掩蓋掉它們的光芒。酸豆的風味濃郁，所以入菜時，你的用量千萬不要太大，否則你可能會受不了它們的味道。萬一你完全不曉得該如何拿捏它們的用量，也請不要害怕。我們很快就會帶你進入狀況，讓你愛上這些營養界的迷你小巨人。只要搭配上合適的食材，酸豆就能發揮畫龍點睛的功效，爲整道菜餚帶來獨特、無與倫比的酸鹹滋味。

芹菜

芹菜已受人類重用大約數千年之久，因爲考古團隊在埃及法老圖坦卡門的遺骸中發現芹菜葉製成的飾物，圖坦卡門大概是西元前一三二三年去世。早期的芹菜品種非常苦，當時的人多半將它視爲淨化、排毒的藥用植物，常用它來預防疾病。對照現代科學對芹菜益處的研究，古人的智慧更是讓我們讚嘆不已；這些研究成果陸續顯示，芹菜對我們的肝臟、腎臟和腸道健康確實都有許多很好的幫助。到了十七世紀，人類才開始栽植芹菜，並選擇性的育種。育種的過程不只大幅降低了芹菜的苦味，還提升了它的甜度，也因此芹菜就慢慢成了我們在沙拉中常看到的基本班底。

說到芹菜，我們一定要知道芹菜有兩種：一種是黃色的漂色芹菜，一種是綠色的帕斯卡芹菜。「漂色」是爲了降低芹菜的苦味所發展出的種植技術，多數人都覺得它原本的苦味太過強烈。這門技術會讓芹菜在生長的過程中照不到光，所以採收的時候，芹菜的顏色就會比較淺、味道也會比較溫和。不過這個種植技術很病態，因爲這不僅會降低芹菜的風味，還會降低芹菜活化乙醯化酶基因的能力。幸好，現在大家的觀念已經漸漸轉變，又重新追尋食物眞實而獨特的滋味，所以市面上也越來越常看到生機勃勃的綠色芹菜。綠色芹菜才是我們要建議你多多食用的芹菜，芹菜葉和芹菜心是最營養的部分，用來打蔬果汁和入菜都很棒。

辣椒

數千年來，辣椒已成爲美食界不可或缺的一味。不過從某個層面看來，我們對它的迷戀似乎有點令人匪夷所思。它的滋味辛辣，因爲它含有一種叫做辣椒素的物質，這種物質是植物的一種防禦機制，可以讓掠食者感到疼痛、放棄掠食，但我們卻對這一味情有獨鍾。至於爲什麼我們會對辣椒如此癡迷，至今科學家還沒什麼頭緒。

令人不敢置信的是，還有一項研究發現，一起吃辣這個舉動，甚至能夠增進個體之間的互助合作狀態。[1] 另外，就健康的角度來看，我們還知道它熱辣辣的滋味能活化我們的乙酰化酶基因，並提振我們的新陳代謝。由於辣椒的料理方式相當多元百搭，這也讓它成了爲菜餚增添「激瘦力」的簡單方法。

雖然我們明白並非人人都嗜辣，但我們還是希望你能看在辣椒對健康的好處上，試著吃一點辣。更何況最近還有研究顯示，相較一週吃不到一次辛辣食物的人，一週吃三次以上辛辣食物的人，死亡率降了百分之十四。[2]

基本上，越辣的辣椒，活化乙酰化酶基因的能力越好，但食用時，你還是要視自己的吃辣能力，聰明選擇適合自己口味的辣度。如果你沒吃辣的習慣，聖納羅辣椒（serrano pepper）是很好的入門選項，絕大多數人都可以接受它的辣度；本來就有吃辣習慣的人，我們則建議你挑戰泰國辣椒（Thai chilies），它們能讓你得到更多活化乙醯化酶基因的好處。這些辣椒可能很難在一般的歐美生鮮雜貨店買到，但亞洲超市多半都有販售。挑選辣椒時，請揀選顏色濃重飽滿者，不要選購外皮皺縮、變軟者。

可可

我們已經在第六章見識到可可諸多令人印象深刻的健康益處，所以如果現在你再聽到，在阿茲特克和馬雅古文明的時候，人們都把可可視爲神聖的食物，是只有菁英和戰士才能享用的珍品，大概也不會覺得很奇怪。的確，過去可可豆的地位就是如此崇高，它甚至還會被當作貨幣使用。以前的人通常都是以飲品的形式食用可可，但對現代的人來說，巧克力才是我們最常食用可可的形式。所以，我們要怎樣從美味的巧克力吃進足夠的可可呢？

哎呀，我們必須很遺憾地告訴你，我們常吃的那些牛奶巧克力並不算數，因爲它們的可可濃度太低、過度精緻還添加了大量糖分。配得上激瘦食物這個封號的巧克力，必須含有百分之八十五的可可固形物。可是可可的百分比不能決定一切，你在選購巧克力時，還必須注意到可可的加工方式。製作巧克力的過程通常會用鹼劑將可可鹼化，以降低可可的酸度，並賦予它較濃重的顏色。遺憾的是，這道加工步驟會大量降低可可中可活化乙醯化酶基因的「黃烷醇」含量，進而大大降低它促進健康的功效。好在，目前美國的食品標示法規定（但還有許多國家沒有），所有經過鹼化的可可都必須標註「使用鹼劑加工」之類的文字。我們建議你避免選購這類產品，就算它們有較高的可可含量也是一樣，因爲未經鹼化處理的可可才能讓你眞正獲得它們的好處。

咖啡

「什麼？你說咖啡是激瘦食物？」我們聽見你內心的疑問了。我們向你保證，這絕對不是我們的排版出了差錯。從此以後，我們再也不必爲喝咖啡這件事感到罪惡，因爲研究證據相當明確的指出：咖啡確實是一種有益健康的食物。事實上，它還含有大量珍貴的可活化乙醯化酶基因營養素。有超過一半的美國人，每天都會來上一杯咖啡，換而言之，咖啡可說是美式飲食者攝取多酚的頭號來源。諷刺的是，曾經有這麼多健康「專家」譴責喝咖啡這件事，但如今我們才發現，這竟然是我們每天為健康所做的最好的事。這也是為什麼喝咖啡者不但糖尿病的發生率低很多，[3] 某些癌症和神經退化性疾病的發生率也都比較低的原因。[4,5] 其中最令人哭笑不得的事實是，咖啡其實根本不是毒藥，因為它不僅保護了我們的肝臟，還讓它們變得更健康！[6] 另外，一般大眾認為咖啡會讓身體脫水，但現在的研究指出事實並非如此，因為他們發現有喝咖啡和喝茶習慣的人，反而因此喝進了大量的液體。因此，雖然我們知道並非人人都適合喝咖啡，因為有些人可能會對咖啡因的作用十分敏感，但對那些本來就喜歡喝咖啡的人來說，往後他們絕對會更享受喝咖啡的時刻。

特級初榨橄欖油

特級初榨橄欖油是傳統地中海飲食中最知名的食材。橄欖樹是人類最栽植的樹種，所以又有「永生樹」的稱號。早在七千年前左右，人類就開始用石臼榨取橄欖油，並對它敬重有加。早在西元前，古希臘醫師希波克拉底就把橄欖油稱作「治百病的萬靈丹」；過了幾千年後，今日的現代科學也證實了橄欖油確實對人體有諸多益處。有大量的科學數據指出，經常食用橄欖油可大大降低心臟疾病的風險，同時，它也可以降低許多現代常見疾病的風險，例如糖尿病、部分癌症和骨質疏鬆症等，並與延年益壽息息相關。

說到橄欖油，你一定要買特級初榨橄欖油，才能獲得完整的激瘦食物好處。初榨橄欖油是指，在不會使橄欖油變質的環境下，以物理性手段直接輾壓橄欖果實，得到的橄欖油，這可以確保你得到一定品質的橄欖油和多酚含量。至於「特級初榨」則是指第一次輾壓橄欖果實，得到的橄欖油；它的風味、品質和激瘦食物的特性都會最棒，所以我們才會強烈建議你使用這一種橄欖油。

大蒜

幾千年來，大蒜都被視爲大自然賜予的神奇食物之一，因爲它有強大的療癒和回春功效。埃及人會給建築金字塔的工人吃大蒜，以避免他們生病和疲倦，因爲大蒜具有增強免疫力和體力的功效。除此之外，大蒜還是強大的天然抗生素和抗眞菌劑，常被用來預防胃潰瘍；並可透過加速身體移除廢物的速度，刺激淋巴系統「解毒」。大蒜除了對減脂大有幫助外，還非常有益心臟健康，不但可降低百分之十的膽固醇和百分之五～百分之七的血壓，還能降低血糖和血液的濃稠度。[7] 如果你很擔心大蒜會讓你散發難聞的氣味，可以好好看看接下來我們要說的這項研究成果。一項研究請數名女性根據男性的體味判斷他們的吸引力，結果一天吃四瓣以上大蒜的男性人氣爆棚，因爲她們覺得這些男性的體味聞起來比較討喜。[8] 研究人員認爲，這是因爲這樣的體味會讓女性覺得他們有比較好的健康狀態。不過當然，吃完大蒜想要保有清新口氣，你一定要來片薄荷口香糖！

要讓大蒜爲你帶來最大的好處，料理上有個小訣竅。大蒜中可活化乙酰化酶基因的營養素，會因爲大蒜的另一項關鍵營養素「大蒜素」發揮出最大的功效。可是，大蒜只有在它的球莖受到「物理性的傷害」時，才會生成大蒜素。等大蒜暴露在熱（烹調）或低 pH 值（胃酸）的環境下，大蒜素的生成作用就會停止。所以在準備大蒜的時候，請先將它剁碎、切碎或壓碎，然後靜置十分鐘左右，給大蒜一點時間生成大蒜素，再食用或進行烹調。

綠茶（尤其是抹茶）

綠茶是亞洲極受歡迎的茶飲，現在也漸漸在西方國家流行起來，許多人對它肯定都不陌生。隨著健康意識抬頭，有越來越多人注意到綠茶對健康的好處，認爲攝取綠茶與降低癌症、心臟疾病、糖尿病和骨質疏鬆症有關。綠茶會被我們奉爲保健聖品，主要是因爲它富含兒茶素，它們是一群強大的植物化合物；而在這群兒茶素中的亮點，則是表沒食子兒茶素沒食子酸酯，它是可以活化乙醯化酶基因的兒茶素。

那麼抹茶又有什麼特別的？我們喜歡把抹茶比喻成「加強版的綠茶」。有別於必須在水中浸泡一段時間，才能得到茶湯的一般綠茶，抹茶是一種特殊的粉狀綠茶，可以直接溶於水中。至於我們爲什麼會特別推薦抹茶，是因爲相較於其他綠茶，抹茶的表沒食子兒茶素沒食子酸酯含量高出許多，所以它活化乙醯化酶基因的能力自然也會比較強。佛教僧侶也曾賦予抹茶極高的評價，說它是「療癒身心的最佳良藥，可以讓人的生命更加豐盈、圓滿」。

羽衣甘藍

我們是凡事存疑的人，所以面對近代媒體大肆宣揚的超級食物，我們心中始終存有疑慮。它們有科學依據嗎？還是純粹是爲了圖利？不過，近年來能持續被鋪天蓋地宣揚的健康食物其實不多，而羽衣甘藍正是這少數的異數。他們把羽衣甘藍說成是「蕓薹屬植物中的精瘦綠色女王」（蕓薹屬指的就是十字花科蔬菜家族），讓它成了所有重視健康者和饕客競相追逐的新寵兒。這個風潮甚至還造就了所謂的「國際羽衣甘藍日」，時間是每年十月的第一個星期三。不過，你不一定要等到那一天，才能向大家展示你對羽衣甘藍的驕傲，有許多T恤也能幫你做到這一點：它們印有讚揚羽衣甘藍的潮流口號，像是「用羽衣甘藍發電」和「一路向羽衣甘藍」等。對我們來說，這種種的狂熱已足以讓腦中的警鈴大作。

於是，我們帶著滿心的懷疑去一窺羽衣甘藍的虛實，在經過一番了解後，我們不得不承認羽衣甘藍的確是值得受到這樣的讚揚。我們之所以會推崇羽衣甘藍，是因爲它含有豐富的槲皮素和山奈酚，它們都是可活化乙醯化酶基因的營養素。正因爲如此，當然要把它納入激瘦食物飲食法的必備食材，作爲餐點和蔬果汁的基本班底。最令人眼睛一亮的是，羽衣甘藍和那些奇特、少見又價格高昂的超級食物不同，它隨處可見、土生土長又非常經濟實惠。

帝王椰棗

在促進減重和健康的食物清單中看到帝王椰棗，你或許會大感意外，尤其是當我們告訴你，帝王椰棗的含糖量高達百分之六十六的時候。糖不但跟活化乙醯化酶基因沒半點關係，相反的，大家都知道它和肥胖、心臟疾病和糖尿病息息相關，這與我們追求的目標完全背道而馳。不過加工、精製的糖和食物本身含的糖非常不一樣，後者還含有可活化乙醯化酶基因的多酚，可平衡糖對健康的影響力，而帝王椰棗就是如此。

帝王椰棗跟一般的糖完全不同，在適量攝取的情況下，根本不會造成血糖顯著升高的現象；[9]相對的，食用它們還與減少糖尿病和心臟疾病有關。帝王椰棗已存在於人類的日常飲食中好幾個世紀，近年來，還有許多研究發現，帝王椰棗有機會成為對抗多種疾病的藥物。[10,11]這就是激瘦食物飲食法的獨特之處：它不但推翻了一般的常規，還能夠讓你在不感到罪惡的情況下，適度享受一下甜食。

巴西里

巴西里是一道料理難題。雖然它常常出現在食譜裡，但它多半只是爲菜色點綴上一抹綠的裝飾。好的話，我們還會將數小枝巴西里剁碎，撒在要上菜的菜餚上；壞的話，我們可能會直接把一小枝巴西里擺在菜上，單純當作擺盤用的裝飾。然而不論是哪一種用法，這些巴西里通常都不會全部被我們吃下肚。從古羅馬時期開始，大家就一直把巴西里當成是一種妝點料理用的裝飾，頂多會在餐後嚼一嚼它，清新餐後的口氣，並不會把它當作料理的一部分。這樣非常可惜，因爲巴西里是很棒的食物，不但本身的風味清新，也能讓料理多一分清爽滋味。

除了風味獨特外，巴西里眞正的賣點在於它含有豐富的芹菜素，這是一種可活化乙酰化酶基因的營養素，在其他食物中相當罕見。引人注目的是，芹菜素會與我們大腦中的苯二氮平受體結合，此舉可幫助放鬆和入睡。總之，不該再把巴西里當作是單純的料理裝飾物了，它們應該被當成一種食材，因爲它們不只別具風味，還對健康好處多多。

紅菊苣

在蔬菜界裡，菊苣算是一個相對稚嫩的新鮮人。菊苣開始成爲人類餐桌上的食物，是出於一場意外。一八三〇年，一位比利時農夫，將一批可用來製作咖啡替代品的菊苣根存放在地窖內，但後來他忘了它們的存在。等他想到，到地窖查看這批菊苣根時，就看見它們長出了白色的葉子，而且他發現它們嚐起來鮮嫩、爽脆，是相當美味的蔬菜。現在菊苣的栽植已經遍佈全球，美國也是生產菊苣的一大重地。菊苣被納爲激瘦食物的關鍵，就是它含有大量可活化乙醯化酶基因的木犀草素。木犀草素除了有活化乙醯化酶基因的功效，研究還發現它有望成爲改善自閉症兒童社交能力的良藥。

菊苣的口感爽脆，滋味清甜又帶點溫和、討喜的苦味。如果你一直很苦惱該如何增加菊苣在你飲食中的分量，用菊苣葉做沙拉是個好選項。菊苣的風味和口感都很適合做沙拉，只要加點以特級初榨橄欖油爲基底的沙拉醬提味，就十分可口。跟洋蔥一樣，紅菊苣的激瘦效果最好，但黃菊苣也算是一種激瘦食物。因此，在你找不到紅菊苣的時候，還是可以放心以黃菊苣替代它。

紫洋蔥

從五千年前的史前時代，我們的祖先就已經開始以洋蔥爲食；同時，它也是人類最早栽植的作物之一。正因爲洋蔥爲人類所用的歷史如此長久，又具備強大的保健功效，所以早在我們之前，洋蔥就受到許多文化的推崇。埃及人會把洋蔥當作祭神的聖品，因爲他們認爲洋蔥層層環繞的結構象徵著永生。希臘人則認爲洋蔥可以強化運動員的表現，當時那些參加奧運會的選手，在賽前都會食用大量洋蔥，甚至是飲用洋蔥汁！在我們發現洋蔥富含可活化乙醯化酶基因的槲皮素，並把它列爲最棒的二十種激瘦食物時，眞的是對老祖宗的這些飲食智慧佩服的五體投地，因爲現在整個運動科學界最紅的化合物就是槲皮素，大家都在積極研究和行銷它提升運動表現的能力。

爲什麼要指名紫洋蔥？因爲紫洋蔥的槲皮素含量最豐富，但普通黃洋蔥的槲皮素含量也不差，所以你也可以多多食用它們。

紅酒

紅酒是最早發現的激瘦食物，最棒的二十種激瘦食物一定要囊括它，否則就稱不上完備。一九九〇年代早期，有個轟動一時的研究成果「法國矛盾論」（French paradox）。該研究發現，儘管法國人做了很多貌似有害健康的事（抽菸、不太運動和吃油膩的食物），但他們的心臟疾病死亡率卻低於其他國家。當時的醫師推測這是因爲他們攝取了大量的紅酒。然後到了一九九五年，丹麥的研究人員發表了一項研究，表示少量的適度飲用紅酒可以降低死亡率，但若是飲用含有等量酒精的啤酒和烈酒就不會得到這樣的效果，而且烈酒甚至還會增加死亡率。當然，在二〇〇三年科學家揭露了紅酒中活化乙醯化酶基因的營養素後，這之前的一切懸念就如他們所說，都有了合理的解釋。

不過紅酒的過人之處可不止如此。有研究發現，紅酒似乎有預防一般感冒的能力，因爲適度飲用紅酒者得到感冒的機率降低了百分之四十以上。[12]現在還有多項研究顯示，紅酒有益口腔健康，可預防蛀牙。[13]事實也證明，適度飲酒可以增進人與人之間的連結，並讓大家以不同的角度思考事情；這也默默說明了，下班後與同事小酌一番、討論公事的舉動，似乎頗有科學根據。

當然，適量是個關鍵。少量飲酒確實可以對健康帶來好處，但過量飲酒很快就會破壞這層好處。遵照美國飲食指南的飲酒建議喝酒，似乎是最好的平衡點，它建議：女性每天最多喝一杯五盎司（約一百四十一公克）的酒，男性則每天最多喝兩杯五盎司的酒。為了確保你可以獲得最多的可活化乙酰化酶基因營養素，喝紅酒時請優先選擇紐約地區出產的酒品（尤其是黑皮諾〔pinot noir〕、卡貝納蘇維翁〔cabernet sauvignon〕和梅洛〔merlot〕），在所有常見紅酒中，它們的多酚含量最豐富。

大豆

大豆製品歷史悠久，是許多亞太國家飲食不可或缺的一部分，例如中國、日本和韓國。研究人員一開始之所以會注意到大豆，是因為他們觀察到，大量攝取大豆的國家得到某些癌症的機率明顯較低，尤其是乳癌和攝護腺癌。學界認爲這是因爲大豆含有一群叫做「異黃酮」的特別多酚，這類多酚會對雌激素的運作帶來正面的影響；同時，它也含有木質素異黃酮和芒柄花黃素異黃酮這兩種可活化乙醯化酶基因的營養素。攝取大豆製品也與降低各種疾病的發生率和嚴重程度有關，例如心血管疾病、更年期和骨質流失等。

雖然現在許多加工食品裡都有添加高度加工的大豆，但這種形式的大豆除了蛋白質外，已經不含什麼營養素。想要獲得大豆的好處，你還是只能從豆腐這類天然的大豆製品下手，而且豆腐也是很棒的植物性蛋白來源。或者，你也可以選擇天貝、納豆或味噌之類的發酵大豆製品；味噌是我們的最愛，它是傳統的日本醬料，用天然眞菌發酵而成，帶有濃郁的鮮味。

草莓

最近幾年，隨著大家的反糖意識越來越高漲，水果也越來越常被汙名化。所幸對莓果愛好者來說，他們一點都不用擔心這個問題，因爲莓果的含糖量很低。雖然所有的莓果都很營養，但最棒的二十種激瘦食物會特別點名草莓，是因為它富含可活化乙酰化酶基因的漆黃素。現在有許多研究贊成大家常吃草莓，以促進健康老化、預防阿茲海默症、癌症、糖尿病、心臟疾病和骨質疏鬆症。草莓的含糖量非常低，每三又二分之一盎司（約九十九公克）的草莓才僅含有一茶匙的糖。

草莓除了本身的含糖量很低外，對人體處理碳水化合物的方式也有很深遠的正面影響。研究人員發現，在碳水化合物裡加入草莓，會降低人體對胰島素的需求，延長食物釋放能量的時間。[14]最新的研究也指出，食用草莓可產生與糖尿病藥物類似的功效。十七世紀的偉大詩人威廉．巴特勒曾用這樣的文字讚美草莓：「上帝必定能夠創造出更棒的莓果，但上帝肯定從來沒打算這麼做。」我們對此深表贊同。

薑黃

薑黃是薑的近親，是西方潮流飲食的新寵兒，因為谷歌封它為二〇一五年的「爆紅」食材。雖然從西方人的角度來看，薑黃是現在才注意到的生面孔，可是對亞洲國家來說，薑黃早就是熟識了幾千年的老朋友，在料理上和醫學上都可廣泛看見薑黃的身影。令人難以置信的是，全球的薑黃幾乎都是產自印度，而且他們自己就吃掉了百分之八十的薑黃。這個「黃金香料」除了有我們在第六章提到的那些好處，亞洲人還會用薑黃治療皮膚的毛病，像是痤瘡、牛皮癬、皮膚炎和皮疹等。印度人在婚禮前夕，還會舉辦一個儀式，把薑黃泥塗抹到新郎和新娘的皮膚上，一方面保養新人的皮膚，另一方面則是象徵驅逐凶險。

不過要讓薑黃有效發揮健康功效，我們必須注意到一件事，即：它的關鍵營養素，也就是可活化乙酰化酶基因的薑黃素，很難被人體吸收。幸好，已經有研究發現，我們可以透過一些烹調技巧大幅提升薑黃素的吸收率，例如煮成湯水、添加油脂，或是搭配黑胡椒食用等。這些方法和傳統印度料理的製作手法不謀而合，他們常會用印度奶油和黑胡椒調味咖哩和其他含有薑黃的熱食；這也再次證明，科學一直到現在才追上老祖宗流傳下來的飲食智慧。

核桃

核桃的歷史可回溯到西元七千年前，早在古老的波斯時代，人類就開始採集核桃樹的果實食用，做爲皇室的糧食。把時間快轉到今日，核桃早已成爲美國的一番成就。加州是出產核桃的主力，因爲它的中央谷地就是首屈一指的知名核桃產地。在美國，市面上有百分之九十九的核桃都是來自加州，而更有高達四分之三的加州核桃被銷往全球。

從「美國預防醫學學會」（American College of Preventive Medicine）支持的努爾瓦（NuVal）食物營養成分評分系統來看，核桃是最有益健康的堅果。不過，眞正令我們注意到堅果的是，我們在它們身上看到一種矛盾的現象：它們富含油脂和熱量，但衆所皆知，它們也同時兼具減重和降低代謝性疾病風險的能力，例如心血管疾病和糖尿病。這背後的秘密，當然與它們活化乙醯化酶基因的力量關係密切。

另外，核桃還有一項比較少人知道，但同樣引人注目的功效，那就是有越來越多研究發現，核桃是一種強大的抗老化食物。研究指出，核桃不但可以預防生理機能隨年紀變差，更可以有效減緩大腦老化的速度，並降低腦部退化疾病的發生率。

CHAPTER

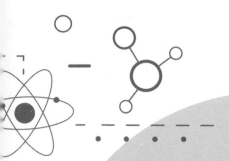

09

第一階段：
七日重啟激瘦基因

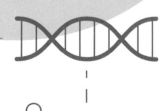

歡迎來到激瘦食物飲食法的第一階段。我們把這個階段定義為「超成功階段」，因爲你會在這段期間朝更窈窕和更精實的身形邁出很大一步。你只要照著我們淺顯易懂的說明一步一步去做，然後用我們爲你設計的美味食譜餵飽自己，就可以在短短七天後，看到不一樣的自己。七日飲食計畫的部分，我們除了有提供一般的葷食菜單，也有一併附上無肉版本的素食菜單，所以蛋奶素和全素者也可以執行這套計畫。當然，就算你不吃素，只要你喜歡，也是可以選擇素食的版本。

這段期間會發生怎樣的變化

在第一階段，你會獲得我們在臨床實驗中發現的所有好處，並在七天內瘦下七磅（約三公斤）。但切記，你在這段期間增加的肌肉量也會算在這瘦下來的七磅裡，所以請不要只盯著體重計上的數字看。事實上，在這段期間你也不應該養成天天秤體重的習慣。我們發現，執行者在第一階段的最後幾天，常常都會因爲肌肉量增加，出現體重不減反增的現象，可是他們的腰圍卻持續變小。這就是爲什麼我們不要你太在意體重計數字的原因。在鏡子前面檢視你的整體狀態，看看你身上衣服的合身程度，或是你需不需要調整皮帶的鬆緊。這些都是更具體呈現出你身體組成變化的絕佳指標。

也不要忽略了其他比較細微的變化，像是你的幸福感、活力狀態和膚況，它們都會有所改善。你甚至可以去當地藥局做個簡單的健康檢查，了解那些與心血管和代謝性疾病息息相關的生理和生化指標有了怎樣的轉變，例如血壓、血糖和血脂（膽固醇和三酸甘油酯等）。別忘了，把激瘦食物納入你的飲食除了有助減重，更可以讓細胞變得更加強健、更不容易生病，爲你的終身健康打下優異的基礎。

第一階段該做些什麼

爲了讓你一帆風順的度過第一階段，我們不但會帶著你逐日走完這七天的計畫，還會鉅細靡遺地告訴你，你該怎麼製作富含激瘦食物的蔬果汁，以及那些簡便又美味的餐點。

激瘦食物飲食法的第一階段又可細分爲兩個不同的時期：

第一天到第三天是這份飲食最辛苦的時期，這段期間你每天都只能攝取一千大卡的食物，包含：

- **三份激瘦食物蔬果汁**
- **一份正餐**

到了第四天到第七天，你的食物攝取量會拉升到每天一千五百大卡，包含：

- **兩份激瘦食物蔬果汁**
- **兩份正餐**

這套飲食的規矩很少，畢竟能把它徹底融入你的日常生活，才是讓成功長長久久的關鍵。不過還是有幾個簡單，但頗具影響力的技巧，可以幫你得到最佳的成果。

1. 準備一台好用的果汁機：榨汁是激瘦食物飲食法不可或缺的料理手法，所以爲了你的健康，花點錢買一台好用的果汁機是非常划算的投資。雖然預算是決定你選擇哪一台果汁機的關鍵因素，但在榨取綠葉蔬菜和香草植物的汁液方面，某些廠牌的效能確實比較好。「鉑富」（Breville）這個牌子的果汁機是個不錯的選擇，它是我們用過的果汁機中，用起來最滿意的。

2. **事前規劃很重要：**我們從來自各方的廣大回饋中，很明顯地看到：懂得事前規劃的人，可以獲得最大的成功。熟悉所有的食材和食譜，並備妥你所需的一切。把每件事都打理的井井有條後，你就會對整個過程的輕鬆程度大感驚喜。

3. **節省時間：**如果你的生活很緊湊，可以善用這些技巧準備你的餐點。好比說，在前一晚就準備好隔日的餐點，或是一次打多一點的蔬果汁，冰在冰箱保存，冷藏最多可放三天（冷凍可以放更久），超過這個時間，它們活化乙醯化酶基因的營養素就會開始下降。蔬果汁請避免照光，且抹茶粉要等到你準備要喝之前再加入。

4. **早點吃飯：**越早吃飯越好，且不管是正餐或蔬果汁，你最好都要晚上七點前吃完（想知道原因，請見第一百一十頁）；但是飲食終究是要符合個人的生活型態，即便你做不到這一點，還是能從這份飲食獲得很多好處。

5. **分散飲用蔬果汁的時間**：爲了增進蔬果汁的吸收，你應該至少在餐前一小時，或餐後兩小時飲用它們；還要把它們分散在一天的各個時段飲用，不要讓飲用它們的時間離的太近。

6. **吃飽就好，不要清盤**：激瘦食物有絕佳的飽腹效果，所以有些人會還沒吃完一餐的全部食物，就覺得吃飽了。這個時候請傾聽你身體的聲音，不要硬把盤子裡的食物吃光。就如長壽的沖繩人所說，「吃八分飽就好」。

7. **享受整個過程**：不要一直被你的目標綁架，請全心全意去感受這整個過程。這份飲食要你做的，是去體會食物的美好，不論是在健康上或是味蕾上，它們都會帶給你很大的滿足和樂趣。研究顯示，如果我們能專注在過程而非最終點，達成目標的機率會高出許多。

你可以喝些什麼

除了我們每日建議你飲用的蔬果汁，在第一階段你還可以自由攝取其他的液體。不過這些液體必須不含熱量，白開水、黑咖啡和綠茶是最好的選擇。如果你本來就喜歡喝紅茶或花草茶，也可以繼續放心飲用它們。氣泡飲料和果汁就請你別再碰它們了。如果你想來點爽口的飲品，可以在礦泉水或氣泡水裡加一些切片草莓，然後放進冰箱冰鎮幾個小時，就能夠自製出一份健康又清爽，可用來取代氣泡飲料和果汁的清涼飲料。

要注意的是，如果你平常就有喝咖啡的習慣，我們不建議你突然大幅改變它的飲用量。一下子減少太多，咖啡因的戒斷症狀可能會讓人過上好幾天渾渾噩噩的日子；一下子增加太多，則可能讓對咖啡因敏感的人產生不舒服的感覺。我們也建議你喝黑咖啡，不要加牛奶，因爲有些研究發現，加牛奶會降低人體對其可活化乙醯化酶基因營養素的吸收率。[1]研究人員也在綠茶身上發現相同的現象，[2]不過在綠茶裡加一些檸檬汁，倒是可以增加人體對其可活化乙醯化酶基因營養素的吸收率。[3]

你一定要記住，這是個「超成功階段」，雖然它只有爲期一週，應該不會讓你覺得太難捱，但這段期間你確實需要格外自律。在這一週，我們也會讓你品嚐一些紅酒的滋味，不過它們都會以料理用酒的形式添加在你的飲食中。

激瘦食物蔬果汁

在激瘦食物飲食法的第一階段，這份青綠色的蔬果汁扮演著不可或缺的角色。它的食材全都是強大的激瘦食物，你每喝下一口，就能喝進滿滿的有效天然化合物，像是芹菜素、山柰酚、木犀草素、槲皮素和表沒食子兒茶素沒食子酸酯；它們可以一起開啟你的乙醯化酶基因，幫助你減脂。另外，我們還在這道飲品中添加了檸檬，因爲研究指出，它的酸度不僅能保護和穩定可活化瘦子基因的營養素，亦能增加人體對這些營養素的吸收率。爲了讓蔬果汁嚐起來更順口，我們也加了少許的蘋果和生薑，但要不要添加這兩樣食材，純憑你個人口味決定。確實，有許多人發現，自己在習慣了這個蔬果汁的滋味後，就不需要再添加蘋果了。

激瘦食物蔬果汁（一人份）

羽衣甘藍二大把（大約二又二分之一盎司或七十五公克）

芝麻葉一大把（一盎司或三十公克）

平葉巴西里一小撮（大約四分之一盎司或五公克）

帶葉芹菜梗二～三大根（五又二分之一盎司或一百五十公克）

中型青蘋果二分之一顆

新鮮薑塊二分之一～一英吋（一～二點五公分）

檸檬汁二分之一顆

抹茶粉*二分之一平茶匙

＊第一階段的第一天到第三天：只有每天的頭兩份蔬果汁要加。

＊第一階段的第四天到第七天：每天的兩份蔬果汁都要加。

請注意，我們在先前的前驅試驗中，就是完全按照上述的方式，以手抓取每樣食材，因爲我們覺得這樣的估量方式相當便捷。事實上，就個人層面來說，這樣的估量方式也比較能讓每個人喝到與其身形相符的營養素含量。身形高大者的手通常會比較大，所以這種估量方式就能讓他們獲得與身形比例相當的營養素，而身形嬌小者亦然。

- 把綠色蔬菜（羽衣甘藍、芝麻葉和巴西里）一起放入果汁機，榨汁。我們發現在榨取綠葉蔬菜的汁液方面，某些果汁機的效能確實比較不好；所以榨完第一輪後，你或許還要把這些蔬菜的殘渣再拿去榨第二輪。目標是從這些蔬菜榨出將近四分之一杯（五十毫升）的汁液。
- 現在把芹菜、蘋果和薑榨成汁。
- 你可以先把檸檬去皮，再把它直接丟進果汁機榨汁，但我們發現，徒手把檸檬的汁液擠進蔬果汁會省事許多。到了這個階段，你應該已經從上述食材榨出了一杯（二百五十毫升）左右的汁液，說不定還會比一杯再多一些。
- 抹茶請等到你要喝蔬果汁的前一刻再加入。添加抹茶時，先把一些蔬果汁倒入玻璃杯，再加入抹茶，並以叉子或茶匙大力拌勻。我們只會在每天的頭兩份蔬果汁添加抹茶，因爲它含有適量的咖啡因，就跟一杯茶的含量一樣，對不習慣咖啡因的人來說，太晚喝可能會讓他們晚上睡不著。
- 抹茶溶解後，把其餘的蔬果汁也倒入玻璃杯，稍微再攪拌一下，就可以飲用了。若覺得太濃，可依個人口味加點白開水調整。

第一階段：七日飲食指南

請注意，烹調這些餐點前，你需要先詳閱第二百二十二～二百二十三頁，了解本書食譜的注意事項。

第一天

第一天，你會吃到：

三份激瘦食物蔬果汁（第一百五十頁）

一份正餐（葷食版或素食版），兩者擇一：

醬燒蝦仁炒蕎麥麵（第十四章）以及黑巧克力（可可含量百分之八十五）二分之一～四分之三盎司（十五～二十公克）

或

味噌芝麻豆腐角佐薑黃辣炒綠蔬（素食版，第十四章）以及黑巧克力（可可含量百分之八十五）二分之一～四分之三盎司（十五～二十公克）

第一天到第三天，請將三份果汁分散在一天的不同時段飲用（例如一早起床、上午十點左右和下午三點左右），並選一份葷食版或素食版的正餐，安排在你方便的時間享用（通常會放在中餐或晚餐時段食用）。

第二天

第二天，你會吃到：

三份激瘦食物蔬果汁（第一百五十頁）

一份正餐（葷食版或素食版），兩者擇一：

鼠尾草火雞肉排白花椰菜小米飯（第十四章）以及黑巧克力（可可含量百分之八十五）二分之一～四分之三盎司（十五～二十公克）

或

全素印度扁豆咖哩蕎麥飯（素食版，第165頁）以及黑巧克力（可可含量百分之八十五）二分之一～四分之三盎司（十五～二十公克）

第三天

第三天，你會吃到：

三份激瘦食物蔬果汁（第一百五十頁）

一份正餐（葷食版或素食版），兩者擇一：

薑黃烤雞胸溫沙拉佐莎莎醬（第十四章）以及黑巧克力（可可含量百分之八十五）二分之一～四分之三盎司（十五～二十公克）

或

哈里薩辣醬烤豆腐佐白花椰菜小米飯（素食版，第十四章）以及黑巧克力（可可含量百分之八十五）二分之一～四分之三盎司（十五～二十公克）

第四天

第四天，你會吃到：

兩份激瘦食物蔬果汁（第一百五十頁）

兩份正餐（葷食版或素食版），兩者擇一：

正餐1：激瘦草莓可可多穀優格（第十四章）

正餐2：炙燒鮭魚排佐甜烤菊苣和酪梨番茄沙拉（第十四章）

或

正餐1：激瘦草莓可可多穀優格（素食版，第十四章）

正餐2：義式托斯坎尼燉菜（素食版，第十四章）

第五天

第五天，你會吃到：

兩份激瘦食物蔬果汁（第一百五十頁）

兩份正餐（葷食版或素食版），兩者擇一：

正餐1：草莓酪梨蕎麥沙拉（第十四章）

正餐2：味噌烤鱈魚佐麻香炒蔬菜（第十四章）

或

正餐1：草莓酪梨蕎麥沙拉（素食版，第十四章）

正餐2：味噌豆腐蕎麥麵佐綠蔬（素食版，第十四章）

第六天

第六天，你會吃到：

兩份激瘦食物蔬果汁（第一百五十頁）

兩份正餐（葷食版或素食版），兩者擇一：

正餐1：鮭魚激瘦超級沙拉（第十四章）
正餐2：炭烤牛排佐紅酒醬、洋蔥圈、蒜味羽衣甘藍和香烤馬鈴薯（第十四章）

或

正餐1：扁豆激瘦超級沙拉（素食版，第十四章）
正餐2：墨西哥辣豆醬佐烤馬鈴薯（素食版，第十四章）

第七天

第七天，你會吃到：

兩份激瘦食物蔬果汁（第一百五十頁）

兩份正餐（葷食版或素食版），兩者擇一：

正餐1：激瘦食物煎蛋捲（第十四章）
正餐2：烤雞胸肉佐核桃巴西里青醬和紫洋蔥沙拉（第十四章）

或

第四天到第七天，請將兩份果汁分散在一天的不同時段飲用（例如第一份安排在一早起床或上午十點左右；第兩份安排在下午三點左右），並選兩份葷食版或素食版的正餐，安排在你方便的時間享用（通常是會放在早／午餐和晚餐時段食用）。另外，你也可視胃口，繼續每天吃二分之一～四分之三盎司（十五～二十公克）黑巧克力（可可含量百分之八十五）的習慣，這個部分請你自行斟酌。

正餐1：華爾道夫沙拉（素食版，第十四章）
正餐2：烤茄子佐核桃巴西里青醬和番茄沙拉（素食版，第十四章）

CHAPTER

10

第二階段：
維持激瘦狀態

恭喜你完成了激瘦食物飲食法的第一階段！你應該已經看到很棒的減脂成果，整個人不僅看起來更苗條、更健美，還覺得自己生氣勃勃、充滿活力。所以現在要做些什麼？

親眼見證自己的這番轉變後，我們知道你一定很想保有這些成果，甚至是讓這些成果更上一層樓。畢竟激瘦食物本來就是要讓你吃一輩子的，所以如何把你在第一階段做的事情，融入你平常的飲食習慣，就是我們現在要討論的問題。我們會打造這份緊接著七日飲食進行的十四日維持計畫，就是爲了幫助你達成這個目標。如此一來，你才能維持和獲得更多來自激瘦食物飲食法的好處。

這段期間會發生怎樣的變化？

在第二階段，你會鞏固你的減重成果，並以穩定的速率持續變瘦。

永遠要記住一件重要的事，我們發現大部分，或者所有執行激瘦食物飲食法的人，減掉的重量都是來自脂肪，而且許多人的肌肉量還增加。因此我們想要再次提醒你，千萬不要單憑體重計上的數字評斷你的減重進展。站在鏡子前看看自己有沒有看起來更有線條、更有活力，看看你穿上衣服的合身程度，還有其他人對你的讚美，都是更實際、更能反應出你瘦身成效的條件。

你也要記住，激瘦食物飲食法不只會讓你的體重持續下降，還會讓健康越來越好。在執行了十四天的維持計畫後，你才會開始眞正一步一步爲你的終身健康打下堅實的基礎。

第二階段該做些什麼？

這個階段的成功關鍵是，讓你的飲食持續充滿激瘦食物。爲了讓整個過程執行起來更簡單，我們設計了一套七日菜單，裡頭的每一道餐點都由激瘦食物組成，不但美味還很適合全家一起享用（但在孩童方面有些建議，請見第二百一十二頁）。也就是說，你只需要重複這套七日菜單兩次，就可完成第二階段的十四日飲食。

在這十四天裡，你每天的飲食都會包含：

◆ **均衡、富含激瘦食物的正餐三份**

◆ **激瘦食物蔬果汁一份**

◆ **激瘦食物小零嘴一～兩份（可自行選擇要不要吃）**

跟第一階段一樣，我們並沒有硬性規定你非要在什麼時間吃掉這些餐點。只要掌握以下兩大原則，你就可以視個人的狀況，彈性安排食用它們的時間：

◆ **把蔬果汁安排在一早起來（至少要比早餐早三十分鐘），或上午十點左右飲用。**

◆ 盡可能在晚上七點前吃完晚餐。

餐點的分量

第二階段的飲食，熱量不是重點。對一般人而言，長時間對飲食的熱量斤斤計較除了不切實際，也很難會有什麼好結果。相對的，我們把重點放在餐點的分量上；只要你能夠持續攝取分量合理又營養均衡，最重要的是，富含激瘦食物的餐點，就能延續這份飲食爲你帶來的燃脂和健康功效。

我們設計的餐點也很有飽足感，因爲激瘦食物有調節食慾的能力，所以在未來的十四天你不會老覺得自己在餓肚子，反而會覺得自己吃得很開心、很滿足，而且還吃進了滿滿的營養。

就跟第一階段一樣，請別忘了傾聽你身體的聲音。如果你按照我們的計畫準備餐點，卻發現自己還沒吃完所有的東西就飽了，就請你到此爲止，不要再勉強自己把盤子裡的東西吃光！

你可以喝些什麼？

在第二階段，你每天還是會喝一份蔬果汁，此舉是爲了讓你持續補充大量的激瘦食物。就跟第一階段一樣，在第二階段期間你依然可以任意攝取其他的液體。我們比較推薦你的飲品有白開水、自製風味水、咖啡和綠茶。如果你本來就喜歡喝紅茶、白茶或花草茶，也請放心享用。然後我們要告訴你一個好消息，那就是在第二階段，你終於可以偶爾小酌一下紅酒了。紅酒是激瘦食物，因爲它富含可活化乙酰化酶基因的多酚（尤其是白藜蘆醇和白皮衫醇），這也讓它成了酒精飲料的上上選。不過，由於酒精本身還是會對我們的脂肪細胞造成負面影響，所以適量仍是飲酒的最高原則。在整個第二階段，我們建議你一餐的飲酒量不要超過一杯紅酒，且飲酒的頻率請控制在每週二到三天。

重返一日三餐

第一階段期間，你每天只吃一到兩餐正餐，在安排用餐時間上，這樣的用餐頻率給了你非常大的彈性。但現在我們要回歸比較正常的用餐頻率，也就是「一日三餐」的飲食模式，所以此時正是我們談談早餐的好時機。

用一頓優質的早餐開啟一天，可以提振我們的能量和專注力。就代謝層面來看，早點吃早餐也有助我們的血糖和血脂保持在正常範圍。已經有大量研究證實吃早餐是件好事，且它們多半顯示，有吃早餐習慣的人不太會出現過重的問題。

這背後的原因就是我們的生理時鐘，身體希望我們早點進食，因爲它預期接下來我們會大量活動、需要燃料。然而，在現代社會，每一天都有高達三分之一的人沒吃早餐。這是忙碌現代人的通病，我們總會覺得自己根本沒有時間好好吃頓早餐。但如你所見，我們為你設計的早餐不僅色香味俱全，準備起來也很簡便。不論是可以帶在路上喝的激瘦食物奶昔，可以前一晚先準備好的激瘦草莓可可多穀優格，或是可輕鬆、快速搞定的激瘦食物炒蛋/豆腐，都能讓你在早上的短短幾分鐘內，吃到一份營養的早餐；這個小動作不但能爲你當天的狀態加分，也能爲你的體重和健康帶來長遠的好處。

一早就有激瘦食物提振我們的能量，我們更可以精神飽滿的展開一天的行程。當然，要達到這樣的效果，光吃一份富含激瘦食物的早餐是不夠的，我們一定還要搭配激瘦食物蔬果汁；蔬果汁的部分，建議你一起床，或至少要比早餐早三十分鐘，或早上十點左右飲用。從我們的臨床經驗來看，我們眞的聽到很多人表示，他們起床先喝了蔬果汁後，在接下來的幾個小時都不會有飢餓感。如果蔬果汁有對你發揮這樣的功效，你大可晚個幾小時再吃早餐，但千萬不要不吃。或者，你也可以用一頓豐盛的早餐開啟一天，然後兩到三小時後再喝蔬果汁。總之飲用蔬果汁的時間很彈性，你可以視個人情況靈活安排。

激瘦食物小零嘴

零食的部分，你可以吃，也可以不吃。一直以來，大家一直對減重的飲食模式到底要少量多餐，還是要一日三餐的議題爭論不休。事實上，這一點根本無關緊要。

我們設計的這份十四日維持菜單，是以一日三餐爲骨幹，所以每天你都會吃進三份營養均衡、富含激瘦食物的餐點。基本上，這三餐的飽足感都很夠，你可能會發現自己一整天下來不太需要吃什麼零食。不過，萬一你的工作忙碌、有健身習慣，或是必須一手攬下照顧小朋友的重責大任，或許就需要有些小零嘴替你補充餐間所需的能量。如果這時候這個「小零嘴」還能爲你補給滿滿的激瘦食物營養素，同時又兼具美味，那麼你一定會很開心。這就是我們要特別設計「可可核桃椰棗球」這個小點心的原因。你不必因爲吃下這些一口大小的小零嘴產生罪惡感，因爲它們的食材全都是激瘦食物，囊括了：椰棗、核桃、可可、特級初榨橄欖油和薑黃。在那些你需要能量補給的日子裡，我們建議你每天吃一顆（最多兩顆）「可可核桃椰棗球」。

「激瘦化」你的餐點

我們都知道，用「囊括法」來改善飲食才能讓人持之以恆，「排除法」是行不通的。但比這一點更重要的成功關鍵是：這套飲食必須要能融入現代人的生活。它不僅要顧及我們忙碌日常所需的便利性，也要能滿足我們在派對上享受美食的樂趣；總之，我們應該要能夠輕鬆自在的吃東西。這份飲食應該讓你把心力用在欣賞自己日漸窈窕的身形和容光煥發的外貌上，而非老是在擔心自己是不是觸犯了什麼奇怪的飲食限制。

激瘦食物就是符合上述所有條件的完美食物，它們價格親民、採買容易，而且很好融入你的日常飲食。這個階段的飲食，就像是第一階段飲食和你日常飲食之間的橋樑，可以幫助你打造一套升級版且可奉行一生的全新飲食方式。

「激瘦化」你的餐點就是你要掌握的關鍵原則。也就是說，我們還是會吃到很多熟悉的經典菜色，只不過我們會透過一些小巧思，把部分食材抽換成激瘦食物，讓整道菜在美味不打折的情況下，增添了更多的好處。在第二階段的整個過程中，你會親眼見識到這一切有多麼容易做到。

好比說，在時間不夠用的早晨，我們美味的激瘦食物奶昔就是你能隨時隨地享用的完美早餐；還有用蕎麥取代小麥，就能讓廣受大衆喜愛的義大利麵，有更豐富的風味和能量。同時，像辣豆醬和咖哩這類具代表性又高人氣的料理，甚至不太需要調整用料，因爲它們本來就囊括了大量的激瘦食物。有人說速食是對健康沒半點好處的壞東西，但誰說它們就不能兼顧健康？披薩就是最好的例子，自己動手做不旦能移除那些令人罪惡的食材，還可以讓你吃到香氣更加濃郁的披薩。你也不必就此和甜食分手，因爲我們設計了覆滿莓果和黑巧克力醬的蕎麥鬆餅，它不只是一份甜品，更是一份非常有益健康的早餐。這就是激瘦食物飲食法的魅力所在：你只要做些簡單的改變，就能夠在邁向理想體重和健康狀態的同時，繼續享用那些你喜愛的食物。

一次煮多一點

到了這個階段，我們已經進入一種「獨樂樂，不如衆樂樂」的時期，所以我們的激瘦食譜也開始出現一些適合多人享用的菜式。這些大分量主餐和湯品都是以四人份爲基本單位，很適合當作招待親朋好友的菜餚。不過就算你們只有一、兩個人一起開伙，也可以照著這些食譜的分量煮，因爲多煮的部分你可以凍起來，這樣下週就不用再煮一次了。

十四天飲食計畫

我們除了有提供一般的葷食菜單，也有一併附上無肉版本的素食菜單，所以蛋奶素和全素者也可以執行這套計畫。當然，就算你不吃素，只要你喜歡，也是可以選擇素食的版本，或混搭兩種版本的菜色。

每一天你都會吃到：

- 一份激瘦食物蔬果汁（第一百五十頁）
- 三份正餐（葷食版或素食版擇一，詳情請見下一頁的表格）
- 一～兩份激瘦食物小零嘴（第三百零七頁）

把蔬果汁安排在一早起來（至少要比早餐早三十分鐘），或上午十點左右飲用。

早餐（食譜詳見第十四章）

第八天和第十五天	激瘦食物奶昔或激瘦食物奶昔＊
第九天和第十六天	激瘦草莓可可多穀優格或激瘦草莓可可多穀優格＊
第十天和第十七天	莓果核桃黑巧克力優格或莓果核桃黑巧克力優格＊
第十一天和第十八天	洋蔥炒蛋或蘑菇炒豆腐＊
第十二天和第十九天	激瘦食物奶昔或激瘦食物奶昔＊
第十三天和第二十天	草莓蕎麥鬆餅佐黑巧克力醬和核桃碎或莓果核桃黑巧克力優格＊
第十四天和第二十一天	激瘦食物煎蛋捲或激瘦草莓可可多穀優格＊

＊素食選項

午餐（食譜詳見第十四章）	晚餐（食譜詳見第十四章）
雞肉激瘦超級沙拉	醬燒蝦仁炒蕎麥麵
華爾道夫沙拉＊	義式托斯坎尼燉菜＊
爆餡全麥口袋餅	奶油南瓜椰棗鍋佐蕎麥飯
芹菜棒和燕麥餅佐味噌白鳳豆沾醬＊	奶油南瓜椰棗鍋佐蕎麥飯＊
鮪魚激瘦超級沙拉	羽衣甘藍咖哩雞佐烤馬鈴薯角
爆餡全麥口袋餅＊	全素印度扁豆咖哩蕎麥飯＊
草莓酪梨蕎麥沙拉	激瘦辣豆醬
草莓酪梨蕎麥沙拉＊	墨西哥辣豆醬佐烤馬鈴薯＊

華爾道夫沙拉	酸豆煙燻鮭魚佐白酒番茄蕎麥義大利麵
蕎麥義大利麵沙拉＊	哈里薩辣醬烤豆腐佐白花椰菜小米飯＊
味噌豆腐香菇湯	激瘦食物披薩
味噌豆腐香菇湯＊	激瘦食物披薩＊
扁豆激瘦超級沙拉	烤雞胸肉佐核桃巴西里青醬和紫洋蔥沙拉
扁豆激瘦超級沙拉＊	味噌芝麻豆腐角佐薑黃辣炒綠蔬＊

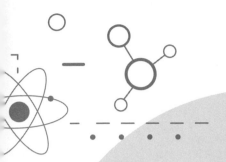

CHAPTER

11

為激瘦飲食加分的營養素和生活習慣

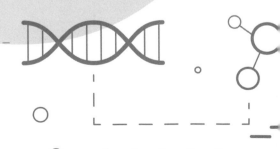

恭喜，你已經完成了激瘦食物飲食法的兩大階段！此刻就讓我們來回顧一下這段期間你得到了哪些成果。在第一週的「超成功階段」，你瘦了七磅，也可能多長了一些肌肉量。在接下來爲期十四天的維持階段，你鞏固了這份減重的成果，並進一步改善了你的身體組成狀態。最重要的是，你已經爲你的健康展開了一場革命。隨著我們年齡的增長，病痛常會找上門來，但現在你已經爲此提前做好布署。未來你的能量、活力和健康，都會因你的這番選擇越來越好。

此時此刻，你一定對最棒的二十種激瘦食物瞭若指掌（請見第八十七頁），知道它們爲什麼擁有這麼強大的力量。不僅如此，你還已經相當習慣和享受它們在你飲食中扮演的角色。這些食物必然是你日常飲食中不可或缺的要角，能持續爲你帶來減重和改善健康的好處。然而，我們還是要點出一個事實，就算它們再怎麼好，也不可能就只吃這二十種食物，畢竟用多樣化的事物爲生活增添趣味是人之常情。所以接下來我們該怎麼辦？爲了你一輩子的健康，本章我們會給你一份飲食架構。這是一份人人都可持之以恆，而且營養滿分的飲食架構；它囊括了各種最棒的天然食物，不但可讓你的身體越來越健康，還能延續激瘦食物飲食法的減重效果。

除了最棒的二十種激瘦食物，你還能吃哪些食物？

我們已經知道激瘦食物爲什麼這麼有益健康，因爲：某些植物擁有複雜的壓力反應系統，它們會生成大量的化合物對抗壓力，而這些化合物恰好也會活化我們的乙醯化酶基因，我們斷食和運動的時候，也會活化這個有助燃脂和延壽的基因。換句話說，如果植物在面對壓力時能產生越多這些化合物，我們吃它們時，就能獲得越多好處。我們列出的最棒二十種激瘦食物，這些化合物的含量都很突出，也因此它們對我們的身體組成和健康才會有如此非比尋常的影響力。不過，並不是只有這二十種食物可以活化我們的乙醯化酶基因。還有很多植物也會適度產生這些可活化乙醯化酶基因的營養素，我們也鼓勵你大量攝取這類食物，來增加飲食的多樣性。激瘦食物飲食法是一種囊括法飲食，所以你能從越多樣的食物獲取這些營養素，越能將這份飲食的眞諦發揚光大。再說，這樣你也能吃到更多愛吃的食物，從飲食獲得更多的樂趣和享受。

讓我們用運動來做個比喻。最棒的二十種激瘦食物就相當於上健身房飆汗，而第一階段的飲食就像是參加「訓練營」。相對的，吃其他可活化乙醯化酶營養素含量沒那麼高的食物，獲得的好處就好比我們外出散步；吃一般的美式飲食，則相當我們躺在沙發上看整天的電視。的確，上健身房飆汗很棒，但如果一直維持這樣的運動強度，你很快就會受不了。正因如此，才要鼓勵你也要適度的散散步，更何況這樣你就不會整天躺在沙發上。

舉例來說，我們之所以會把草莓納入最棒的二十種激瘦食物，是因爲它們含有非常豐富的漆黃素，它是可活化乙醯化酶基因的營養素之一。不過，若我們把目光放廣一點，就會發現所有的莓果類食物，其實都對我們的代謝和健康老化有很大的幫助。進一步檢視這些莓果的營養成分，我們發現諸如黑莓、黑醋栗、藍莓和覆盆莓等，其可活化乙醯化酶基因營養素的含量也不少。

堅果也是。儘管它們的熱量很高，但它們對減重和縮小腰圍卻非常有幫助。另外，它們還可以大幅降低慢性疾病的風險。雖然就可活化乙醯化酶基因的營養素來看，核桃是我們認定的冠軍堅果，但栗子、胡桃、開心果，甚至是花生，也都含有這些營養素。

接下來我們來看看穀類。近年來，有越來越多人對穀類感到反感。不過，許多研究顯示，攝取全穀類食物與降低發炎反應、糖尿病、心臟病和癌症有關。從可活化乙酰化酶基因的營養素來看，即便與僞穀物的蕎麥相比，這些穀類的含量仍略遜一籌，但我們確實也在它們身上看到滿可觀的含量。不過一旦全穀類被加工精製成「精白」穀物，它們的可活化乙酰化酶基因營養素含量就會大幅下降。這些精製過的穀物就像毒藥一樣，與許多現代文明病息息相關。我們告訴你這些，不是要你徹底杜絕這些食物，只是想要讓你知道，在日常飲食中，你應該盡可能多選擇全穀類的食物。

對那些想和麩質保持距離的人而言，藜麥也是個很棒的激瘦食物選項。至於說到全穀類中最受大家歡迎的零食，大概非爆米花莫屬。

甚至就連那些曾被奉爲「超級食物」的枸杞和奇亞籽等食物，也具有激瘦食物的特性；我們認爲，這大概也是那些超級食物能發揮健康功效的主要原因。雖然這表示某些超級食物確實對我們很好，但我們也知道除了它們，我們還有其他更好、更便宜和更容易取得的選擇，所以請不要覺得自己非要買那些有「超級食物」封號的食物來吃。以下我們依據食物的類別，另外列出四十種食物，它們活化乙醯化酶基因的能力都不差。爲了維持和持續減重和健康狀態，強烈建議一定要把這些食物納入你的飲食，好讓它更具多樣性。

蔬菜

- 朝鮮薊
- 蘆筍
- 青江菜
- 青花椰菜
- 綠卷鬚萵苣
- 四季豆
- 青蔥
- 水田芥
- 白洋蔥
- 黃菊苣

水果

- 蘋果
- 黑莓
- 黑醋栗
- 黑李
- 蔓越莓
- 枸杞
- 金桔
- 覆盆莓
- 紅葡萄

堅果和種子

- 栗子
- 奇亞籽
- 花生
- 胡桃
- 開心果
- 葵花籽

穀物和偽穀物

- 爆米花
- 藜麥
- 全麥麵粉

豆類

- 蠶豆
- 白豆（例如白腰豆或海軍豆）

香草植物和辛香料

- 細香蔥
- 肉桂
- 蒔蘿（新鮮或乾燥皆可）

・乾燥的奧勒岡葉　・乾燥的鼠尾草　・薄荷（新鮮或乾燥皆可）　・薑

・百里香（新鮮或乾燥皆可）

飲品

・紅茶　・白茶

蛋白質的力量

高蛋白飲食是近年熱度最高的飲食之一。研究發現，節食的時候若能攝取較多的蛋白質，不但能增加飽足感，還可維持身體的新陳代謝率，並降低肌肉量的流失。可是，一旦激瘦食物和蛋白質聯手，這一切就會來到一個全新的境界。

你或許還記得，之前我們說過，如果要從富含激瘦食物的飲食獲得最大的好處，蛋白質是不可或缺的元素。蛋白質由胺基酸組成，而白胺酸這種胺基酸，能有效提升激瘦食物的好處。它主要是透過改變我們細胞的環境，讓飲食中的可活化乙醯化酶基因營養素發揮更大的影響力。這表示，我們在食用富含激瘦食物的餐點時，若能搭配富含白胺酸的蛋白質，就可從這份餐點得到最好的成果。紅肉、禽肉、魚肉、海鮮、蛋和乳品，都是優質的白胺酸來源。

動物性蛋白質

這幾年，動物性蛋白質一直被視爲引發許多西方疾病的原因，特別是癌症。如果事實果眞如此，那麼把它們和激瘦食物一塊兒吃下肚似乎不是個明智之舉。爲了讓你放下這層顧慮，接下來我們就要來好好聊聊這個主題。

大家對乳品的最大疑慮是，它並不是一個普通的食物，而是生物爲了哺育後代分泌的乳汁，所以它裡頭帶有許多會刺激生長的複雜信號。雖然對生物的幼體來說，這樣的信號非常重要，但對成體來說，這些信號或許就不太恰當。現在有研究指出，乳品若持續過度刺激生物體內的生長信號（哺乳類雷帕黴素靶蛋白，mTOR），可能會引發老化和老化相關疾病，如肥胖、第二型糖尿病、

> 乳品除了是獲取蛋白質的重要來源，也含有很豐富的維生素和礦物質，例如碘、鈣和磷。我們建議成年人一天最多攝取三份乳品（但不要喝超過一公升的牛奶）。

癌症和神經退化性疾病等。[1]不過這套信號系統的運作相當複雜，且是學術界比較新興的研究領域，所以在學理上，衆人還無法證實這樣的假設是否成立；或許也正因如此，才會有人選擇對乳製品保持距離。話雖如此，但當前的研究倒是點出了一件事：如果我們能在含有乳品的飲食裡加入激瘦食物，乳品對我們細胞的哺乳類雷帕黴素靶蛋白的不良影響就會受到激瘦食物抑制，而後續的風險也會隨之消失。也就是說，激瘦食物是富含乳品的飲食不可或缺的一員。[2]

總而言之，目前學界對乳品和癌症之間的關聯性仍未有定論，[3-5]但基本上我們認爲，在飲食富含激瘦食物的前提下，適量攝取乳品是很好的舉動，因爲它提供了許多可放大激瘦食物功效的重要營養素。

說到肉類與癌症的風險，禽肉完全沒這方面的疑慮，但紅肉和加工肉品就有不小的爭議。雖然目前還沒有很多證據顯示攝取紅肉和加工肉品與乳癌和攝護腺癌有關聯性，可是倒是有不少跡象讓大家合理懷疑它們可能與大腸癌有關。[6]加工肉品，例如火腿、熱狗和義式臘腸，似乎又是當中

禽肉除了是獲取蛋白質的優質來源，也含有很豐富的維生素和礦物質，例如維生素 B 群、鉀和磷。我們推薦成年人隨意享用禽肉。
紅肉也是獲取蛋白質的重要來源，並含有很豐富的維生素和礦物質，例如鐵、鋅和維生素 B12。我們建議成年人一週最多攝取三份紅肉。

的惡中之惡。儘管你不需要因此把它們踢出你的飲食，但面對它們你應該淺嚐即止，不該大量食用。

好消息是，有研究指出，把紅肉與激瘦食物一起烹煮，可消除其致癌風險。不論是用香草植物、香料和特級初榨橄欖油醃漬它們；把牛肉和洋蔥一起烹調；或簡單的在餐間配上一杯綠茶，或飯後來上一塊巧克力，都可以讓肉品對健康的負面影響被激瘦食物中和掉。[7-10]雖然我們有設計牛排這類的餐點，但請你不要太常吃。紅肉的攝取量最好維持在每週不超過一磅（五百公克），換算成生重大概是一點五磅（七百～七百五十公克）。

蛋類攝取量和癌症風險之間的關聯性，雖尚未如肉類和乳製品那樣被仔細研究，但在心臟疾病方面，它似乎還是令人有一些小小的疑慮。這是因爲它們是飲食中的主要膽固醇來源。因此，我們常被告誡必須限制蛋類的攝取量。有趣的是，在其他國家，像是尼泊爾、泰國和南非，則建議國民天天吃蛋，以滿足每日的營養需求。所以到底哪一方才是對的？從各方研究的成果來看，顯然後者比較可信，因爲學者發現，每天攝取蛋類，與

蛋類除了是獲取蛋白質的重要來源，也含有很豐富的必需營養素，例如維生素B群、維生素A和類胡蘿蔔素。我們建議成年人在均衡飲食的前提下，盡情享用蛋類。

冠狀動脈心臟病和中風的風險增加沒有任何的關聯性。[11] 除了先天代謝功能異常、需要減少膽固醇攝取量的部分族群，基本上一般大眾都不需要對蛋類的攝取量有所顧忌。

Omega-3 脂肪酸的力量

可以讓激瘦食物發揮更大功效的第二大類營養素就是 omega-3 長鏈脂肪酸，ＥＰＡ和ＤＨＡ。這些年來，omega-3 脂肪酸一直都是營養保健界的寵兒。以前我們不知道，但現在我們知道，omega-3 脂肪酸還會強化某種乙酰化酶基因的活性，達到延年益壽的效果。這也讓它們成了激瘦食物的完美搭檔。

除此之外，omega-3 脂肪酸擁有強大的抗發炎和降血脂功效，在飲食中添加它們，能對我們的心臟產生正面影響，因爲它們會：讓血液比較不易凝集、穩定心律，還有降低血壓。現在就連各大藥廠也紛紛把它們視爲對抗心臟疾病的幫手。不過，omega-3 脂肪酸的好處可不止如此。研究還證實，omega-3 脂肪酸也能提升我們的思考能力、改善我們的心情，以及幫助我們預防失智症。

每次說到 omega-3 脂肪酸，我們總是會要大家多吃魚，尤其是富含油脂的魚類，因爲沒有其他食物能像魚類這樣，大量提供我們所需的EPA和DHA。想要得到上述的這些好處，我們一週需要吃兩份魚，而且還要是富含油脂的魚。可惜，美國並不是一個愛吃魚的國家，全美大概只有不到五分之一的人有吃到這個量。可想而知，我們的EPA和DHA攝取量肯定非常不足。

植物性食物，例如堅果、種子和綠葉蔬菜也含有 omega-3 脂肪酸，但它們的 omega-3 脂肪酸是α-次亞麻油酸（alpha-linolenic acid），我們吃進這種脂肪酸後，還需要自行將它們轉換成EPA和DHA。然而，這個轉換的效率非常差，也就是說，α-次亞麻油酸根本無法滿足我們對 omega-3 脂肪酸的需求。縱使激瘦食物本身就能帶給我們很多好處，但我們還是不該小看攝取充足 omega-3 脂肪酸產生的附加價值。最好的 omega-3 脂肪酸魚類來源依序是：鯡魚、沙丁魚、鮭魚、鱒魚和鯖魚。雖

> 富含油脂的魚類除了是很重要的 omega-3 脂肪酸和蛋白質來源，它們也含有很豐富的維生素和礦物質，例如維生素 A、維生素 D 和維生素 B 群，以及微量礦物質碘和鋅。我們建議成年人一週至少攝取兩份魚類，且其中一份必須是富含油脂的魚類。

然新鮮的鮪魚也含有大量 omega-3 脂肪酸，但當它們被製成罐頭時，它們的 omega-3 脂肪酸大多會流失殆盡。對素食者來說，他們除了應該從植物性食物補充 omega-3 脂肪酸，也應該攝取由微藻（microalgae）萃取的 DHA 補充劑（一天最多三百毫克）。

激瘦食物飲食法能提供完善的營養嗎？

截至目前爲止，我們都把重點放在激瘦食物上，聚焦在如何將它們的功效發揮到淋漓盡致，好讓我們擁有理想的健康狀態。可是這樣的飲食方式適合長期使用嗎？畢竟，那些可活化乙醯化酶基因的營養素可不是我們的身體需要的全部養分。維生素、礦物質和纖維素也是維持我們健康的必備元素，所以激瘦食物飲食法能滿足我們對它們的需求嗎？

事實上，我們發現，激瘦食物飲食法提供的營養比任何飲食都來得完善，因爲在以激瘦食物爲主食，並搭配富含蛋白質和 omega-3 脂肪酸食物的情況下，我們的飲食就會囊括所有人體必需的營養素。舉例來說，羽衣甘藍不只是強大的激瘦食物，它同時也是維生素 C、維生素 K、葉酸和礦物質錳、鈣和鎂等營養素的重要來源。另外，羽衣甘藍除了有可提振免疫功能的β-胡蘿蔔素，還含有大量的葉黃素（lutein）和玉米黃素（zeaxanthin），這兩種類胡蘿蔔素對眼睛的健康都很重要。

同樣的，核桃不僅富含多種礦物質，如鎂、銅、鋅、錳、鈣和鐵，也有豐富的纖維素。蕎麥有滿滿的錳、銅、鎂、鉀和纖維素。洋蔥包辦了維生素B6、葉酸、鉀和纖維素。草莓除了有豐沛的維生素C，也是攝取鉀和錳的絕佳來源。在激瘦食物中，這樣的例子很多。

再者，等到你的飲食逐漸擴張到不再只有那二十種激瘦食物，陸續加入了其他你喜歡也同樣有益健康的食物後，最終你一定會獲得比過去任何時候還要豐富的維生素、礦物質和纖維素。實際上，激瘦食物就是一群補足我們飲食缺口的食物，它們不但顛覆了我們評斷食物優劣的標準，也改變了我們攝取到一份完整飲食的模式。

補足所有植物性飲食的不足

激瘦食物是世界上最棒的植物性食物，所以當你聽到素食者的癌症、糖尿病、心臟疾病和肥胖的發生率比較低，也不必感到太意外，因爲他們的飲食本來就會涵蓋到比較多的激瘦食物。享有盛名的美國營養與飲食學會（Academy of Nutrition and Dietetics）甚至大力提倡素食飲食，表示這樣的飲食不僅健康又營養，還有機會在預防和治療某些疾病方面發揮極大的功效。[12] 植物性料理確實色香味俱全，值得成爲衆人餐桌上的佳餚。你在第二階段吃到的「奶油南瓜椰棗鍋佐蕎麥飯」（請見二百七十一頁）就是很好的例子，雖然它是一道全素的菜，但不論是葷食者或素食者都會被它的美味收服。

然而，多吃素菜和全素飲食是兩件截然不同的事。就算是激瘦食物這麼好的食物，在沒有搭配動物性蛋白的情況下，亦可能面臨營養缺乏的風險。

我們也已經知道 omega-3 脂肪酸對健康有多麼重要，而它在植物性食物中的含量又是多麼貧乏。因此，我們建議素食者每天一定要額外補充一份由微藻萃取的ＤＨＡ補充劑。

素食者，尤其是全素者，可能也會發現自己缺乏維生素 B12。由於我們只能從動物性產品（包含乳品和蛋品）獲取維生素 B12，所以只吃植物性食物的舉動早晚會將我們置於維生素Ｂ12缺乏的窘境。缺乏維生素 B12 會增加我們得到許多疾病的風險，例如心臟疾病、貧血、神經退化性疾病、憂鬱症和失智症。假如你想要徹底奉行全素飲食的理念，最好的解決之道就是以補充劑的形式額外補給維生素 B12。

鈣是另一個全素者需要特別注意的重要營養素：研究發現全素者的鈣攝取量較低，這導致他們骨折的發生率比一般人高出百分之三十。[13]雖然全素飲食也吃得到充足的鈣，但要達到這個目標你必須花點心思才做得到。富含鈣的植物性食物有綠葉蔬菜（例如羽衣甘藍、青花椰菜、青江菜等）、鈣強化飲品（豆漿、杏仁漿、米漿等）、板豆腐、堅果和種子。不過，縱使你有刻意攝取這些食物，你或許還是需要適度服用一些鈣質補充劑。

最後，有研究發現，素食者缺碘的比例非常高（全素者高達百分之八十，蛋奶素者百分之二十五）[14]。碘是製造甲狀腺素的必備元素，而甲狀腺素又是調節代謝的關鍵角色。魚類、海鮮和牛奶都是可提供碘的食物，但全素者並不會攝取到這些食物。幸好，食用碘鹽可有效提振我們體內的含碘量，而且這種鹽在一般的食品雜貨行就買得到。但對沒大量使用碘鹽做料理的全素者來說，他們大概還是需要靠補充劑補充碘。雖然海菜的含碘量非常豐富，而且是豐富到破表的境界，但過高和過低的碘對甲狀腺的健康都不好，所以我們不應該把它們當成補充碘的主要選項。

體能活動的影響力

激瘦食物飲食法要你吃的東西，都是本來就有助減重和健康的天然食物。不過這份飲食帶給你的好處，可能會讓你以爲有了這樣的飲食方式就不需要運動。許多飲食書都會以此爲賣點，表示在減重的時候，做再多的運動都比不上吃一份正確的飲食有效果。確實，如果我們的飲食亂吃一通，就算我們拼命做運動，也很難看到理想的減重成效。正如我們稍早看到的，運動並不是一個減重的好方法；它不但效能不好，過量的運動也會有害健康。所以，我們的確不需要在跑步機上跑到眼冒金星，也不用做到媲美奧林匹克選手的運動強度，但我們或許能試著增加自己的日常活動量。

事實上，身處科技時代的我們，日常活動量比過去的任何時候要少上許多，因爲生活中有太多先進設備可爲我們代勞。除非我們眞心想要自己動手做，否則有很多事我們都不必親力親爲。現代人的一天大概就是這樣：滾下床，開車去上班，坐電梯到辦公室，在辦公桌前坐整天，開車回家，吃飯，看電視，然後再次滾回床上，日復一日，周而復始。

但此刻，請你先暫時把體能活動對減重的功效放一邊，好好看看它對健康的好處就好了。這些好處包括降低諸多疾病的風險，例如心血管疾病、中風、高血壓、第二型糖尿病、骨質疏鬆症、肥胖和癌症；以及改善心情、睡眠、自信和幸福感等。雖然這些好處當中，有很多也是因爲活動開啟了我們的乙醯化酶基因所致，但我們還是不應該咬著這一點不放，執意只靠吃激瘦食物改善健康，不去運動。相反的，我們應該有這樣的認知：活動是我們攝取激瘦食物的最佳拍檔。雙管齊下可讓我們乙醯化酶基因的活化程度達到最大值，激發更多我們與生俱來的能力，。變得更加健康。

我們這裡說的活動是指符合政府建議的活動指南，一週做一百五十分鐘（兩個半小時）的中強度運動。快走就是一種中強度運動，不過你不是只能快走。任何你喜歡的運動或體能活動，都可以是構成這一百五十分鐘活動量的一部分。誰說運動就不能兼顧樂趣！團隊運動或社區性運動還能讓你的社交生活更豐富。你日常中的一些小舉動也可以列入這一百五十分鐘的活動量，像是不要開車，騎自行車去上班；或早一站下公車；亦或是把車停遠一點，讓自己能多走一段路。另外，走樓梯不搭電梯、到戶外做做園藝、與孩子到公園玩，或是多帶你的狗出去走走，也都可以計入你的活動量。保持規律活動的習慣，任何能讓你動起來的事情都能活化你的乙醯化酶基因，進而讓激瘦食物飲食法的功效更上一層樓。

總之，在享用激瘦食物的餐點之餘，適度的做些體能活動，就可以讓乙酰化酶基因活化到最大值。相當於一週快走五次，每次三十分鐘，就能讓體能活動發揮這番影響力。

本章重點

- 儘管最棒的二十種激瘦食物應該是我們飲食的主角，但我們也應該納入其他可活化乙酰化酶基因的植物，以增加飲食的多樣性。
- 富含激瘦食物的飲食搭配上動物性食物和魚類，不僅可提升乙酰化酶基因的活化程度，還能補足人體必需的其他營養素。
- 雖然全素者和蛋奶素者仍可因激瘦食物為主的飲食受益良多，但他們必須格外注意自己在某些營養素的攝取量，並以適當的食物或補充劑彌補這方面的不足。
- 我們鼓勵執行激瘦食物飲食法的人，一週做五次、每次三十分鐘的中強度活動，以獲取運動對健康的諸多好處，同時將乙酰化酶基因的活化程度推向顛峰。

CHAPTER

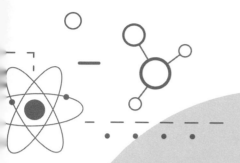

12

激瘦食物是各種飲食的神隊友

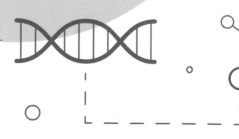

隨著我們對激瘦食物的了解越來越深，我們也漸漸發現它們的應用其實可以很廣。我們都知道沒有哪兩個人的飲食會完全一模一樣，就算是那些注重健康，特地遵循某種飲食方式的人也不例外。諸如原始人飲食、低碳水化合物飲食、間歇性斷食和無麩質飲食，都是當代特別受歡迎的飲食方式。它們對每個人的影響力各有不同，有的人覺得它們沒用，但有的人卻對它們讚不絕口。然而，如果把激瘦食物融入這些飲食，這一切會有什麼不同嗎？

突然之間，我們想通了一件事，不論是哪一種流行的飲食，它們的功效都能因激瘦食物加分。再怎麼說，這些飲食的目的無非就是要讓我們健康或減重，而這些恰好都是激瘦食物的強項；也就是說，只要在這些飲食添加足量的激瘦食物，便可將它們的好處放大。在這個原則下，激瘦飲食的應用就相當靈活：如果你發現哪個飲食對你有用，加入激瘦食物就能讓你得到更好的成果。

我們都是忙碌的臨床人員，在我們對激瘦食物越來越熟悉的前提下，不論尋求我們協助的人偏好怎樣的飲食方式，我們都能將激瘦食物完美融入其中。我們的立場很明確：激瘦食物不但能與各種飲食相容，還能有效強化它們的功效。事實上，任何一種熱門飲食都應該囊括激瘦食物，少了它們，你就等於少了一群神隊友。

原始人飲食

概括來說，原始人飲食提倡的就是我們應該要吃遠古祖先吃的那些食物，當時既沒有現代化的農業，也沒有工業化的加工食品。基本上，我們說的就是那些還住在洞穴，靠著打獵和採集維生的人類祖先的飲食方式。這種飲食由肉類、魚類、貝類、蔬菜、水果和堅果組成，乳製品、穀類、糖和所有加工食物都會被驅逐在外。

面對崇尚原始人飲食的人，我們會向他們提出這個問題：「有什麼食物會比這些與我們一起演化，能開啟我們古老乙醯化酶基因的植物性食物還要原始？」前面我們說過，植物和動物為了應付環境中常見的壓力（例如缺水、日曬、養分不足，以及侵略者的襲擊），都發展出一套應對壓力的機制。不過由於植物只能站在原地，所以它們發展出的壓力反應系統格外複雜，能靠著生成多種多酚類物質，來對抗環境中的威脅。幾千年來，人類靠著攝取這些植物為了對抗壓力生成的多酚，獲得了龐大的好處，因為它們可以活化我們的乙醯化酶基因。

你說，還有什麼比攝取這些滋養我們祖先千百年的營養素更符合原始人飲食的原則？激瘦食物絕對是原始人飲食忘了強調的重點。

低碳水化合物飲食

自從低碳水化合物飲食之父阿特金斯提出了頗具爭議的「阿特金斯飲食」，低碳水化合物飲食就成了減重界的一大里程碑。爾後又陸續出現了「杜肯飲食」之類的同類型飲食，讓低碳水化合物飲食在飲食界的熱度始終不減。光是在飲食書這方面，它們就創造了高達數千萬美元的商機。雖然這類低碳水化合物飲食可能相當極端，早期曾有人還把所有的碳水化合物視爲敵人，不過這個現象也反映出大家對糖，甚至是碳水化合物的反感漸增。慢慢的，越來越多人棄守「反油脂」陣營，轉移到了「反碳水化合物」陣營。

激瘦食物飲食法最令人著迷的一點就是，它不會造成這種選邊站的對立局面；它是一種囊括法飲食，所以你完全不需要爲了達到理想的體態，去將某一類食物徹底排除在外。話雖如此，但我們明白有很多人對低碳水化合物的飲食方式情有獨鍾，所以在這個情況下，激瘦食物能怎樣融入其中呢？

如果低碳水化合物就是你的飲食信念，那麼我們會力勸你千萬不要排擠激瘦食物，而是要敞開雙臂歡迎它們。就我們在臨床上看到的情況，我們發現很多低碳水化合物飲食者，在飲食上都會有一個大的弊病，那就是他們不太吃植物性食物。他們的主食是肉類（而且常常是加工肉品）、魚類、蛋品、乳酪和其他的乳製品，而植物性食物則成了他們飲食中最卑微的小角色。不過在他們的觀念裡，只要整份餐點的碳水化合物含量很低，它就是一份很棒的餐點，所以這一點根本不用放在心上。

但從飲食和健康的角度來看，植物性食物在飲食中的地位怎麼可以如此卑微。已有大量研究指出，植物性食物蘊含大量有益健康的化合物，能幫助人體抵禦各種慢性疾病的侵襲，例如失智症、心臟疾病和癌症。可想而知，缺乏這些食物的飲食，自然會令人難以招架各種慢性疾病。坦白說，嚴格限制碳水化合物的飲食，與大量攝取激瘦食物這件事並不牴觸。就拿最棒的二十種激瘦食物來說吧，你會發現它們的碳水化合物含量本來就很低。它們包辦了綠葉或低碳水化合物蔬菜（芝麻葉、芹菜、菊苣、羽衣甘藍和洋蔥）、料理用香草植物（大蒜、巴西里）、辛香料（辣椒、薑黃）、酸豆、核桃、可可、特級初榨橄欖油，還有飲品（咖啡和綠茶）。在低碳水化合物飲食的框架下，水果也常是衆人攻擊的目標，但草莓的碳水化合物含量也很低；每份重達三又二分之一盎司（一百公克）的草莓，才僅含有一茶匙的碳水化合物。

總而言之，我們認爲：任何一份低碳水化合物飲食都應該含有豐富的激瘦食物。搭配激瘦食物不只能強化低碳水化合物飲食的減重功效，還能大幅提升它對健康的益處。

間歇性斷食／「5：2輕斷食」

過去這幾年來，間歇性斷食已成爲飲食界的一大風潮，這當中又以「5：2輕斷食」

的表現最爲突出。「5：2輕斷食」通常會要執行者在一週任選兩天，只能攝取五百到六百大卡的熱量，其他的五天則可以隨意進食。

雖然能證實間歇性斷食好處的可靠研究還相當有限，但它似乎確實對減重和改善某些疾病的風險因素有所幫助。話雖如此，可是也誠如我們前面所說的，有很多族群都不適合執行這類飲食。再者，這類飲食會導致肌肉量下降，而且只要你沒辦法貫徹這項飲食的原則，它就無法發揮應有的效果，這項顯而易見，卻常被忽略的事實，也是我們爲什麼不太推薦間歇性斷食的原因。我們在臨床上看到，大部分的人都無法長時間執行間歇性斷食。飢餓感是一種不舒服的感覺，這種感覺很折磨人，這也難怪大家對餓肚子多半沒什麼好感。

雖然還沒研究成果證明間歇性斷食是治百病的萬靈丹，但基於某些原因，還是有不少人對它很死忠，深信它對健康非常有益。當然我們完全尊重這個想法，只不過你何不把你的斷食「激瘦化」，讓它提升到一個更好的境界？

在激瘦食物的幫助下，許多斷食的負面影響都可獲得改善，因爲激瘦食物可緩解飢餓感和保存肌肉量。但是囊括激瘦食物還可以帶來另一個很大的好處。如果你還有印象的話，就會知道斷食的好處就是靠活化我們的乙醯化酶基因而來，這一點恰好也是激瘦食物發揮功能的方式。這意味著，激瘦食物可以分擔斷食的「工作量」，讓你在比較不難熬的熱量攝取量下，獲得相同的斷食好處。

這項假設正好與我們在臨床上發現的結果不謀而合。我們發現，單單是在一般的間歇性斷食菜單裡加入一杯富含激瘦食物的蔬果汁（與本書的配方相同），就能讓執行者在斷食日的熱量攝取量，限制從嚴格的五百～六百大卡，拉升到執行上輕鬆許多的八百～一千大卡。

因此如果你熱愛間歇性斷食，卻沒將激瘦食物納為飲食的一部分，你就會錯失一個好幫手，讓自己在斷食日過得非常辛苦。其實，我們還可以從另一個截然不同的角度看待激瘦食物對間歇性斷食的好處。原則上，所有的間歇性斷食飲食都不太在乎食物的「品質」，它們在乎的只有斷食日能讓你少攝取多少熱量。所以間歇性斷食的支持者都會大力鼓吹這個概念，主張在非斷食日的時候，你可以隨心所欲地吃任何你想吃的東西。也就是說，不論你吃的東西是好是壞，或者是根本超級糟糕，似乎通通無關緊要。但是我們都知道，身體需要持續補給必需的營養素，好讓身體的一切保持在最佳的狀態。試想，即便我們一週斷食了兩天，躲過了阿茲海默症或心臟疾病之類的慢性疾病，但平常只吃一大堆毫無營養可言的加工食品，眞的能讓我們健健康康的活著嗎？

另一方面，假如在非斷食日也攝取營養豐富的激瘦食物會怎樣？你會不再只有斷食的那兩天能燃脂和增進健康。毫無疑問，這必定會讓間歇性斷食的成果大躍進，這種感覺就像一次把黑白電視升級到彩色高畫質電視。

無麩質飲食

任何一個需要避免麩質的人，都很適合激瘦食物飲食法，因爲最棒的二十種激瘦食物本來就完全不含麩質。麩質是小麥、黑麥和大麥中的一種蛋白質。有些麩質不耐症的人也會對燕麥過敏（燕麥本身無麩質，但它的產線通常會與大、小麥共用，所以可能會混到它們的麩質）。至於有乳糜瀉這種自體免疫疾病的人，就對麩質非常敏感，任何形式的麩質都不能吃，但撇開這種對麩質極度不耐的人，許多人都發現自己可以透過無麩質飲食慢慢改善它們對麩質過敏的狀況。

執行無麩質飲食的人，會將麵包、義大利麵和其他含有麩質的穀類從飲食剔除；這背後的一大隱憂是，此舉會讓飲食變得不完整，無法再提供維持人體健康狀態所需的各種營養素和纖維素。激瘦食物飲食法很棒的地方就在於，它有蕎麥這個超棒的激瘦食物。就如我們在前幾章看到的，身爲僞穀物的蕎麥不但無麩質、營養價值高，還可以取代各種含有麩質的穀物，製成麵粉、義大利麵、麥穀片和麵條等（選購時，請務必詳閱包裝上的說明，確定它眞的是百分之百的蕎麥）。

當然，最好的飲食應該涵蓋多樣化的食材，不該只有重複、單一的選項。除了蕎麥，你還可以選擇藜麥。藜麥也是一種僞穀物，不但沒有麩質，還擁有大量的可活化乙酰化酶基因營養素。跟蕎麥一樣，現在健康食品店和網路商店也越來越常販售藜麥製成的麵粉、麥穀片和義大利麵，讓你的飲食有更多的變化。有了藜麥和蕎麥當作主食，執行無麩質飲食的人就可以快活不少：不但有了可以取代其他穀物的方便選項，還可以因爲把它們當成主食，得到一些只有激瘦食物才能提供的好處。

說到無麩質飲食，我們一定也要提到那些標榜無麩質的垃圾食物，因爲現在各大超市的貨架上都充斥著這類商品。這些用來取代蛋糕、餐包、餅乾、早餐麥穀片等常見穀類食品的無麩質商品，都經過高度的加工、精製，且含有大量的糖分。儘管無麩質飲食已經在食品界創造了一個龐大的產業，但請你千萬不要以為標榜無麩質的產品就一定健康；就營養層面來看，這些無麩質食品就跟它們原本含有麩質的版本一樣沒營養。如果你要採取無麩質飲食，我們會鼓勵你用天然無麩質的激瘦食物填滿你的飲食，不要去吃那些用無麩質當噱頭的垃圾食物，這樣你肯定會擁有一個全新的健康狀態。

本章重點

- 激瘦食物不但能與各種飲食相容，還能有效強化它們的功效。
- 激瘦食物是名副其實的原始食物，幾千年來，人類靠著攝取它們獲得了龐大的好處，因為其含有可活化我們乙醯化酶基因的多酚。
- 缺乏植物性食物的低碳水化合物飲食添加激瘦食物後，其效能會大幅提升。
- 攝取富含激瘦食物的飲食意味著，你可以在比較不嚴苛的熱量限制下執行間歇性斷食，並獲得相同甚至是更好的成效。
- 最棒的二十種激瘦食物本來就不含麩質，是無麩質飲食者的一大福音。

CHAPTER

13

Q&A

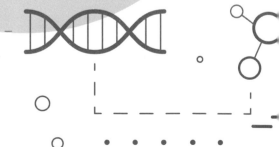

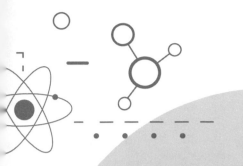

第一階段期間我應該運動嗎？

規律運動是你能爲健康做出的最佳努力之一，做一些中強度的運動可以強化這份飲食在第一階段的減重和健康功效。基本上，我們鼓勵你在激瘦食物飲食法的這頭七天裡，持續保有原本的運動和體能活動。不過我們可不鼓勵你在這段期間特意或過度去做一些你平常沒在做的高強度運動，因爲在這個階段，這或許會對你的身體造成太多的壓力。傾聽你身體的聲音，在第一階段你不需要逼著自己做太多的運動；相反的，這個階段你只管放心把工作都交給激瘦食物代勞卽可。

我已經很苗條了，還可以執行這套飲食嗎？

我們不建議過瘦的人執行第一階段的激瘦食物飲食法。身體質量指數，也就是ＢＭＩ，是判斷你是否過瘦的好依據。你只要知道自己的身高和體重，就可以利用線上的衆多ＢＭＩ計算機輕鬆算出ＢＭＩ數值。如果你的ＢＭＩ數值只有十八點五，或更低，我們就不建議你執行第一階段的激瘦食物飲食法。如果你的ＢＭＩ數值落在十八點五～二十之間，我們應該會請你審愼考量，因爲執行這套飲食可能會讓你的ＢＭＩ數值掉到十八點五之下。雖然有很多人十分嚮往骨感身形，但就現實層面來看，過瘦會對健康造成非常多負面的影響，譬如導致免疫系統低下、增加骨質疏鬆的風險，甚至還會影響生育能力。儘管我們不建議過瘦的人執行第一階段的激瘦食物飲食法，但我們還是鼓勵你在均衡飲食的框架下，大量攝取激瘦食物，因爲這些食物依然可以爲你的健康帶來許多好處。

可是如果你是身形苗條，但ＢＭＩ數值落在健康範圍內（二十～二十五）的人，我們就會鼓勵你放心去執行這套飲食。我們前驅試驗裡的絕大數受試者，其ＢＭＩ都落在健康範圍，但這套飲食依然讓他們瘦了不少，還變得更健美。最重要的是，許多人覺得自己的體力、活力和外表狀態都顯著提升了。切記，激瘦食物飲食法可是一套減重和增進健康兼具的飲食。

我很胖，適合激瘦食物飲食法嗎？

當然適合！千萬不要因爲我們前驅研究裡的肥胖受試者比重不高，就對這套飲食裹足不前。我們的肥胖受試者之所以不多，是因爲我們是在健身俱樂部執行這項研究，所以這些成員的身形才會比較標準，也比較有健康意識。不過若特別把我們研究中那少數幾位肥胖受試者挑出來看，你就會發現這份飲食對他們的幫助，其實比健康體重者還大。目前全世界已有成千上萬人嘗試過這套飲食，這些結果也不斷在這些人身上重現。從健康的角度來看，你更應該執行激瘦食物飲食法，因爲肥胖會增加許多慢性疾病的風險，但研究顯示，食用這些可活化乙醯化酶基因的激瘦食物，有助預防這些疾病。

已經達到目標體重，要停止激瘦飲食嗎？

首先，恭喜你瘦身成功！你已經靠著激瘦食物取得一大成就，但這還不是你和激瘦食物說再見的時候。雖然我們不建議你更進一步的限制飲食的熱量，但你還是應該攝取豐富的激瘦食物。許多找我們調整飲食的人，在達到理想的身體組成狀態後，還是持續攝取富含激瘦食物的飲食。「能讓你活成生命該有的樣子」正是激瘦食物的美好之處。在看待激瘦食物對體重管理的幫助時，你最好把它們想成一群幫助身體回歸應有體重和組成狀態的維修保養員。等激瘦食物把你的身體調整到應有的狀態後，接下來，它們就會持續幫助你把體態和精神保持在最佳狀態。我們希望所有執行激瘦食物飲食法的人，都能夠以此爲終極目標。

我已經完成第二階段，要停止早上喝一杯激瘦食物蔬果汁的習慣嗎？

這份蔬果汁是我們一大早就能攝取到大量激瘦食物的最佳方式，所以我們會鼓勵你將它變成你日常的一部分。我們的激瘦食物蔬果汁是精心調配而成，囊括了各種可活化乙醯化酶基因的營養素，能有效燃脂和增進健康。不過我們都喜歡多樣化的口味，所以雖然我們建議你每天早上來一杯我們特調的蔬果汁，但如果你有意自行摸索其他口味的激瘦食物蔬果汁，我們也非常支持你這麼做。

正在接受藥物治療，可以執行這套飲食嗎？

絕大多數人都適合執行激瘦食物飲食法，但由於它對燃脂和健康有很強大的影響力，所以可能會改變某些疾病的病程和某些處方藥物的功效。除此之外，服用某些藥物也不宜斷食。

我們在進行激瘦食物飲食法的前驅試驗時，都有先一一評估每一位受試者的狀態，確認他們是否適合進行這項飲食，特別是那些有接受藥物治療的人。可是我們顯然無法爲你做到這一點，所以如果你有什麼重大疾病、正在接受藥物治療，或是有什麼其他健康上的顧慮，我們建議你，在執行這套飲食前先去找醫師談談。雖然這套飲食確實可以爲你帶來深遠的好處，但你一定要先接受專業的評估。

孕婦可以執行這項飲食嗎？

如果妳正打算受孕，或是正在懷孕或哺乳，我們會建議妳不要執行激瘦食物飲食法。它是一份強大的減重飲食，所以不適合現階段的妳。不過，妳還是可以攝取大量的激瘦食物，因爲它們是非常有益健康的食物，應該在孕婦均衡、多元的飲食中占有一席之地。紅酒是妳唯一必須避開的激瘦食物，因爲它含有酒精。另外，妳對有咖啡因的食物要特別注意，像是咖啡、綠茶和可可，因爲懷孕期間每天的咖啡因攝取量不得超過二百毫克（一馬克杯的即溶咖啡大概就有一百毫克的咖啡因）。綠茶的部分，我們建議妳一天不要喝超過四杯，而且不可以食用抹茶。只要有顧慮到這幾點，妳就可以在孕期盡情享受激瘦食物帶來的各種好處。

孩童適合食用激瘦食物嗎？

激瘦食物飲食法是一種強大的減重飲食，不是專爲孩童設計的飲食。不過，這不表示孩童就不能食用激瘦食物，他們同樣可因激瘦食物受惠。大部分的激瘦食物都非常有益健康，在孩童的飲食裡添加豐富的激瘦食物可以讓他們的飲食更營養和均衡。第二階段的激瘦食物飲食法設計了許多適合一家大小、小朋友也可以吃得很開心的菜式。例如激瘦食物披薩、激瘦辣豆醬和可可核桃椰棗球等，都是很符合小朋友口味，又比一般餐點更富營養價值的料理（食譜詳見第十四章）。

雖然絕大多數的激瘦食物都十分有益孩子的健康，但不建議孩童飲用激瘦食物蔬果汁，因爲它的燃脂效果太好。也建議不要給孩子吃含有大量咖啡因的激瘦食物，像是咖啡和綠茶。如果你要用辣椒入菜，恐怕也要顧慮一下孩子的耐辣程度，選擇比較溫和的品種。

我會在第一階段出現頭痛或疲累的感覺嗎？

第一階段的激瘦食物飲食法會提供大量的天然食物化合物，這些化合物在大部分人原本的飲食中都很缺乏，所以有些人可能會因爲這樣巨幅的營養變化，出現一些生理上的反應。這些症狀可能包含輕微的頭痛或疲倦，但就經驗來看，這些影響都不大也很短暫。

當然，萬一你的症狀很嚴重，或是讓你覺得不太放心，我們就建議你及時就醫了解情況。話說回來，我們目前還沒見過這樣的例子，雖然有少數人確實會有輕微的症狀，但他們的症狀多半會在幾天內消失，然後就會發現自己的精、氣、神達到了一個全新的境界。

我應該服用補充劑嗎？

除非是你的醫師或其他專業醫療人員特別開補充劑給你吃，否則我們並不建議你隨意使用營養補充劑。你會從激瘦食物吃進大量可相輔相成的天然植物性化合物，而它們都是有益你健康的物質。沒有任何營養補充劑可帶給你跟激瘦食物相同的好處，事實上，大量攝取某些補充劑（例如抗氧化劑）還會讓激瘦食物的功效大打折扣，這樣的結果絕對不是你樂見的。

只要情況允許的話，我們認爲從富含激瘦食物的均衡飲食攝取你需要的營養素，肯定會比吃人工的補充劑好得多。不過，全素者確實會面臨缺乏某些營養素的風險，所以在第186～189頁我們有特別針對這部分提出建議。另外，因爲植物性蛋白缺乏白胺酸（可強化激瘦食物功能的胺基酸），所以我們建議素食者可以藉由全素蛋白粉補足這方面的不足；這一點對運動量大的人格外重要，但每日服用這些補充劑的時間需與蔬果汁錯開。

我可以用怎樣的頻率，重複執行第一階段和第二階段的激瘦食物飲食法？

如果你覺得自己還需要再瘦一些，或更健康一點，你可以再執行一次第一階段的飲食。

但爲了確定熱量限制不會對你的代謝產生長期的負面影響，你應該要先觀察個一個月，再付諸行動。不過依我們的經驗來看，其實大部分的人只需要以三個月一次的頻率重複執行第一階段飲食，就能持續得到很好的成果。相對的，如果你發現自己的狀態有點偏離理想值、想要微調一下，或是想要稍微加強一下飲食中的激瘦食物攝取量，則可以隨時重複第二階段的飲食。畢竟，第二階段的飲食就是在幫助你建立終身的飲食習慣。別忘了，激瘦食物飲食法的美妙之處就在於，它不會讓你有一種一直在節食的感覺，它只是幫助你養成正確終身飲食習慣的跳板，而這些飲食習慣的轉變能讓你變得更輕盈、更精實和更健康。

激瘦食物飲食法能提供足夠的纖維素嗎？

許多激瘦食物都富含纖維素。洋蔥、菊苣和核桃的含量都不少，蕎麥和椰棗更是當中的佼佼者，這意味著含有豐富激瘦食物的飲食不會有缺乏纖維素的困擾。即便是在必須降低食物攝取量的第一階段，大部分的人仍能從中攝取到足夠的纖維素，如果我們有選擇那些含有蕎麥和豆類的餐點，更是不必擔心纖維素的問題。然而，對那些本來就要攝取較多纖維素才不會便秘的人來說，他們在第一階段期間，尤其是第一天到第三天，就需要考慮服用纖維素補充劑，但補充前請務必先諮詢專業醫療保健人員的意見。

我應該把超級食物也納入飲食中嗎？

首先你要知道，「超級食物」這個詞並不是個學術專有名詞，它只是商人爲了行銷創造出來的一種廣告口號。所以你不需要特別在意那些超級食物，因爲激瘦食物飲食法這套創新的飲食方式已經把地球上最健康的食物都彙整在一起了。就跟我們不可能單靠一種維生素就擁有健康一樣，我們也不可能因爲一種超級食物就天下無敵。這是一套由激瘦食物組成的完整飲食，它們涵蓋了大量的天然化合物，且彼此之間會相輔相成，而這正是成功減重和獲得終身健康的核心祕訣。

第一階段一定要以七天爲限嗎？我可以把它縮短幾天嗎？

第一階段要執行七天並沒有什麼特別之處，我們純粹是依據試驗的結果做出這個決定。我們會把時間定在七天，是因爲這個時間足以讓我們看到顯著的成果，但又不會讓執行者太難熬。再者，這樣的天數也很好融入每個人的生活。不過，如果你因爲某些原因，需要把時間縮短個一、兩天，只能完成第五天或第六天的飲食計畫也無妨。就算少了這一、兩天，你還是可以從中獲得很大的好處。

只要有吃大量的激瘦食物，就可以隨心所欲地吃我想吃的東西，並持續看到成果嗎？

激瘦食物飲食法能讓人持之以恆的其中一項重要原因是，它是鼓勵你多吃有益健康的食物，不是一直妖魔化有害健康的食物。排除法飲食是無法長久的。含有大量糖分和油脂的加工食品確實會降低乙醯化酶基因的活化程度，所以大量攝取這類食物也會降低激瘦食物的好處。話雖如此，但就我們的經驗來看，如果你有持續把自己的飲食重心放在多攝取激瘦食物上，激瘦食物帶給你的滿足感就會慢慢降低你對那些加工食品的興趣，最終你的垃圾食物攝取量也會大幅下降。卽便你偶爾會忍不住吃些加工食品也不用擔心，因爲你在其他時間攝取的豐富激瘦食物會確保你持續走在對的路上。

我可以在盡情大吃高熱量激瘦食物的條件下，持續減重嗎？

可以！別忘了，熱量和計算熱量的舉動都是現代文明的產物。在那些因激瘦食物受惠的古老文化和無數世代中，他們根本沒有這些熱量概念，也不需要用到這套概念。他們全憑自己的感覺進食，且擁有苗條的身形和健康的身體。由於激瘦食物能調節代謝和食慾，所以以完全不必擔心自己會吃太多。當然這不是要鼓勵你來個激瘦食物吃到飽的挑戰，我們只是要提醒你，你可以放心的依照自己的胃口享用這些激瘦食物。但椰棗是唯一的例外，前面我們有提到，它是含糖量相當高的食物，但適量攝取還是能讓你在不傷害健康的前提下，享受到天然的甜蜜滋味。在飲品方面，紅酒的攝取量也應該注意，依照政府的飲酒建議量來飲用是最保險的作法。

有機的食物會比較好嗎？

理想上，我們會鼓勵你盡可能選擇有機農作物。儘管在維生素和礦物質含量方面，沒有什麼證據顯示有機和非有機農作物之間有所差異，但這兩種栽植方式對可活化乙醯化酶基因營養素的含量卻有一定程度的影響。

一般來說有機農作物會含有比較豐富的可活化乙醯化酶基因營養素。還記得嗎？植物都是爲了對抗環境中的壓力，才會產生這些可活化乙醯化酶基因的多酚，所以在沒有大量使用殺蟲劑的環境下，有機農作物就必須更努力地去對抗比較險惡的生長環境，想辦法嚇阻和擊退掠食者的侵擾，此舉很可能會讓有機農作物產生比非有機農作物更多的多酚。也就是說，同樣是激瘦食物，有機的功效可會比非有機的還要強大。不過，在激瘦食物飲食法裡，有機只是個加分選項，就算你是吃非有機的激瘦食物，還是可以得到很棒的成果。

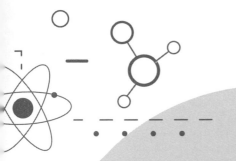

CHAPTER

14

食譜

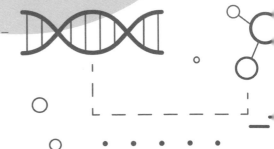

關於這些食譜的幾項重要說明：

‧部分食譜有用到泰國辣椒（又稱鳥眼辣椒）。如果你從來沒吃過它們，我們要提醒你，它們比一般辣椒還要辣。假如你不常吃辣，我們建議你先從辣度比較溫和的辣椒吃起（例如聖納羅辣椒），慢慢培養你吃辣的能力。等到你越來越習慣以辣椒入菜，大概就會開始想要嘗試一些更辣的品種，這時候你就可以依自己的口味試試其他辣椒的滋味。

‧味增是一種風味濃厚的發酵大豆醬，有各式各樣的顏色，白色、黃色、紅色和棕色是比較常見的顏色。顏色較淡的味噌味道較甜，深色味噌則可能相當重鹹。棕色或紅色的味噌和我們的食譜很對味，但我們建議你還是要先多方嘗試各種味噌的味道，看看哪種味噌比較合你的口味。紅味噌多半比較鹹，所以如果你用它入菜，用量大概就要少一點。味噌的風味和鹹度也會因品牌而異，所以你的味噌用量也要隨著你購買的味噌種類做調整。這些都要靠經驗的累積，不過很快你就能掌握到拿捏用量的訣竅。

- 如果你從來沒煮過蕎麥，可能會覺得有點不知所措。我們建議你，把蕎麥放入滾水煮之前，請先用篩網將它徹底洗淨。烹煮的時間因蕎麥而異，所以請詳閱它包裝上的說明。
- 平葉巴西里是入菜的最好選擇，但如果你找不到它，也可以用捲葉巴西里取代。
- 洋蔥、大蒜和薑一律去皮，除非另有說明。
- 這些食譜都沒用到鹽和胡椒，但如果你喜歡，用一些海鹽或黑胡椒調味也無妨。激瘦食物的風味濃郁，你很可能會發現你的調味料用量不用像以前一樣多。另外，我們極度推薦你在含有薑黃的菜色中加入黑胡椒，因爲它能增加薑黃素的吸收率，而薑黃素正是活化乙醯化酶基因的關鍵營養素。

1

醬燒蝦仁炒蕎麥麵（一人份）

食材

去殼生大蝦三分之一磅（一百五十公克），去腸泥
無麩質醬油二茶匙（如果你不必避開麩質的話，一般醬油也可以）
特級初榨橄欖油二茶匙
蕎麥麵三盎司（七十五公克）
大蒜二瓣，切細丁
泰國辣椒一根，切細丁
新鮮薑末一茶匙
紫洋蔥八分之一杯（二十公克），切片
帶葉芹菜二分之一杯（四十五公克），去葉、切片，葉子另外盛裝備用

四季豆二分之一杯（七十五公克），剁碎
羽衣甘藍四分之三杯（五十公克），切碎
雞高湯二分之一杯（一百毫升）

步驟

1. 大火加熱炒鍋，用一茶匙的醬油和一茶匙的橄欖油拌炒蝦仁二～三分鐘。蝦仁盛盤備用後，以餐巾紙稍微擦拭一下炒鍋即可，因爲你馬上就會再用到它。
2. 把蕎麥麵放入滾水煮五～八分鐘（或是依照包裝上的說明烹煮），瀝乾，備用。
3. 煮麵的同時，以中大火熱炒鍋，把剩下的醬油和橄欖油放入鍋中，與大蒜、辣椒、薑、紫洋蔥、芹菜（不含葉子）、四季豆和羽衣甘藍一起拌炒約二～三分鐘。加入雞高湯，湯滾後，轉小火煨煮一～二分鐘，讓蔬菜呈現煮熟，但保有爽脆口感的狀態。
4. 加入蝦仁、蕎麥麵和芹菜葉拌炒，待鍋中湯汁再次沸騰後，即可離火，盛盤享用。

2 味噌芝麻豆腐角佐薑黃辣炒綠蔬（一人份）

食材

味醂一湯匙
味噌醬三又二分之一茶匙（二十公克）
板豆腐一塊（一百五十公克）
芹菜一根（四十公克），去葉（切片後約三分之一杯）
紫洋蔥四分之一杯（四十公克），切片
櫛瓜一小條（一百二十公克）（切片後約一杯）
泰國辣椒一根
大蒜二瓣
新鮮薑末一茶匙

羽衣甘藍四分之三杯（五十公克），剁碎

芝麻籽二茶匙

蕎麥四分之一杯（三十五公克）

薑黃粉一茶匙

特級初榨橄欖油二茶匙

無麩質醬油一茶匙（如果你不必避開麩質的話，一般醬油也可以）

步驟

1. 預熱烤箱到四百℉（二百℃）。在小烤盤內側鋪上一層烘焙紙。
2. 把味噌和味醂混在一起。先縱切豆腐，再將每塊豆腐沿著對角線對切成三角形。把混好的味噌調料倒到豆腐上，利用你準備其他食材的時間醃一下它。
3. 芹菜、紫洋蔥和櫛瓜斜切成片。辣椒、大蒜和薑切細丁，備用。
4. 用電鍋蒸煮羽衣甘藍五分鐘，然後取出備用。
5. 把豆腐排到烤盤上，撒上芝麻籽，入烤箱烤十五～二十分鐘，直到表面成焦糖色。

6. 用篩網將蕎麥洗淨，然後跟薑黃一起放入滾水煮熟。烹調的時間請按照包裝的說明，然後瀝乾備用。

7. 用炒鍋熱橄欖油，油熱後加入芹菜、洋蔥、櫛瓜、辣椒、大蒜和薑，大火拌炒一～二分鐘，然後轉成中火，拌炒三～四分鐘，讓蔬菜呈現煮熟，但保有爽脆口感的狀態。如果蔬菜出現快黏鍋的情況，你或許要加一湯匙水。加入羽衣甘藍和無麩質醬油，再煮一分鐘。豆腐烤好後，就可以與蔬菜和蕎麥一起享用。

3

鼠尾草火雞肉排白花椰菜小米飯（一人份）

能直接買到薄肉片是最棒的，但如果你只買得到火雞胸肉，也可以透過兩種方式把它片成薄片。視火雞胸肉的厚度而定，你能夠用嫩精、肉鎚或擀麵棍把它打成約四分之一英吋（五公厘）的厚度。或者，如果你覺得火雞胸肉的厚度太厚了，且你又有不錯的刀工，那麼你可以先將火雞胸肉水平切開，再以上述的方法將肉打薄。

食材

白花椰菜一又二分之一杯（一百五十公克），剁碎
大蒜二瓣，切細丁
紫洋蔥四分之一杯（四十公克），切細丁
泰國辣椒一根，切細丁

新鮮薑末一茶匙

特級初榨橄欖油二湯匙

薑黃粉二茶匙

日曬番茄乾二分之一杯（三十公克），切細丁

新鮮巴西里四分之一杯（十公克），剁碎

火雞肉肉片或肉排三分之一磅（一百五十公克）（處理方式請見上文）

乾燥鼠尾草一茶匙

檸檬汁四分之一顆

酸豆一湯匙

步驟

1. 把生的白花椰菜放到食物調理機，以二秒鐘的頻率間斷式攪打，將白花椰菜打成小米狀。如果沒有食物調理機，你也可以用刀子將它剁成細末。
2. 用一茶匙的橄欖油炒大蒜、紫洋蔥、辣椒和薑，炒到它們軟而不焦。加入薑黃和花

椰菜，拌炒一分鐘。離火，加入番茄乾和一半的巴西里。

3. 抹一點橄欖油在火雞肉排上，讓它均勻裹上鼠尾草，然後用剩下的橄欖油將它以中火煎炸五～六分鐘，期間須不時翻面。肉片熟透後，把檸檬汁、剩下的巴西里、酸豆和一湯匙的水加入鍋中，即製成搭配白花椰菜小米飯的醬汁。

4 全素印度扁豆咖哩蕎麥飯（一人份）

食材

特級初榨橄欖油一茶匙

芥末籽一茶匙

紫洋蔥四分之一杯（四十公克），切細丁

大蒜二瓣，切細丁

新鮮薑末一茶匙

泰國辣椒一根，切細丁

微辣咖哩粉一茶匙（你也可依喜好選擇中辣或大辣）

薑黃粉二茶匙

蔬菜高湯或水一又四分之一杯（三百毫升）

紅扁豆四分之一杯（四十公克），洗淨

羽衣甘藍四分之三杯（五十公克），剁碎

罐裝椰奶三又二分之一湯匙（五十毫升）

蕎麥三分之一杯（五十公克）

步驟

1. 把橄欖油倒入單柄湯鍋，開中火，加入芥末籽。芥末籽開始劈啪作響時，加入洋蔥、大蒜、薑和辣椒。拌炒約十分鐘，直至食材變軟。
2. 加入咖哩粉和一茶匙薑黃，煮個幾分鐘，再加入高湯，煮至沸騰。加入扁豆，繼續燉煮二十五～三十分鐘，等扁豆熟透後，你就有一鍋口感滑順的印度扁豆咖哩了。
3. 加入羽衣甘藍和椰奶，再煮個五分鐘。
4. 在此同時，請依照蕎麥包裝上的說明，把蕎麥和剩下一茶匙的薑黃粉煮熟。瀝除多餘水分後，即可與全素印度扁豆咖哩一起享用。

5 薑黃烤雞胸溫沙拉佐莎莎醬（一人份）

食材

去皮、無骨雞胸肉四分之一磅（一百二十公克）

薑黃粉二茶匙

檸檬汁四分之一顆

特級初榨橄欖油一湯匙

羽衣甘藍四分之三杯（五十公克），剁碎

紫洋蔥八分之一杯（二十公克），切片

新鮮薑末一茶匙

蕎麥三分之一杯（五十公克）

莎莎醬

中型番茄一顆（一百三十公克）

泰國辣椒一根，切成細丁

酸豆一湯匙，切成細丁

巴西里二湯匙（五公克），切碎後加入

檸檬的檸檬汁四分之一顆

步驟

1. 把莎莎醬的番茄切細丁時，請盡可能保留番茄的汁液，然後將辣椒、酸豆、巴西里和檸檬汁混入拌勻，即成莎莎醬。你也可以直接把所有莎莎醬食材放入食物調理機攪打，但最終的成品會有點不太一樣。
2. 預熱烤箱到四百二十五°F（二百二十℃）。用一茶匙薑黃、檸檬汁和少許橄欖油醃一下雞胸肉，大約五～十分鐘。
3. 拿一只可放烤箱的平底鍋，熱鍋，放入醃好的雞胸肉，兩面各煎個一分鐘左右，待表面呈現淡淡的金黃色，就整鍋放入烤箱（若你沒有可放烤箱的平底鍋，請將雞胸肉盛到烤盤上，再送入烤箱），烤到雞肉熟透，約八～十分鐘。將平底鍋取出，覆上鋁箔，靜置個五分鐘再享用。
4. 烤雞的同時，請用電鍋蒸煮羽衣甘藍五分鐘。另取一炒鍋，用少許油將洋蔥和薑炒到軟而不焦，就可加入蒸煮好的羽衣甘藍，繼續再炒個一分鐘。
5. 依照蕎麥包裝上的說明，把蕎麥和剩下一茶匙的薑黃粉煮熟。煮好蕎麥後，即可與雞肉、蔬菜和莎莎醬一起享用。

6

哈里薩辣醬烤豆腐佐白花椰菜小米飯（一人份）

食材

紅甜椒八分之三杯（六十公克）
泰國辣椒一根，剖半
大蒜二瓣
特級初榨橄欖油一湯匙
孜然粉少許
香菜粉少許
檸檬汁四分之一顆
板豆腐七盎司（二百公克）
白花椰菜一又四分之三杯（二百公克），剁碎

紫洋蔥四分之一杯（四十公克），切細丁
新鮮薑末一茶匙
薑黃粉二茶匙
日曬番茄乾二分之一杯（三十公克），切細丁
巴西里二分之一杯（二十公克），剁碎

步驟

1. 預熱烤箱到四百°F（二百℃）。
2. 把哈里薩辣醬的紅甜椒縱切成片，去籽，然後與辣椒和一瓣蒜頭一起鋪上烤盤。灑上少許橄欖油、孜然、香菜，送入烤箱烘烤約十五～二十分鐘，等甜椒變軟且稍微焦化後，就可以取出放涼（請讓烤箱繼續保持在這個溫度，等下還會用到它）。把放涼的食材和檸檬汁一起放入食物調理機，攪打成滑順的糊狀，就完成了哈里薩辣醬。
3. 先縱切豆腐，再將每塊豆腐沿著對角線對切成三角形。把切好的角豆腐放到不沾鍋

或鋪有烘焙紙的烤盤上，倒上哈里薩辣醬，入烤箱烘烤二十分鐘，豆腐會吸飽辣醬，轉爲暗紅色。

4. 製作「小米飯」時，把生的白花椰菜放到食物調理機，以二秒鐘的頻率間斷式攪打，將白花椰菜打成小米狀。如果沒有食物調理機，你也可以用刀子將它剁成細末。

5. 把剩下的蒜頭切成末。用一茶匙橄欖油拌炒大蒜、紫洋蔥和薑，待鍋中食材軟而不焦之際，再加入薑黃和白花椰菜，繼續拌炒一分鐘。

6. 離火，拌入番茄乾和巴西里，即可與烤豆腐一起享用。

7 激瘦草莓可可多穀優格（一人份）

如果你想要大量製作或前一晚就準備好這份餐點，可以先把乾料混在一起，放在密封罐保存。這樣隔天，你就只需要加入草莓和優格，即可享用豐盛的一餐。

食材

蕎麥片四分之一杯（二十公克）
蕎麥米香三分之二杯（十公克）
椰子脆片或椰子乾三湯匙（十五公克）
帝王椰棗四分之一杯（四十公克），去籽、剁碎
核桃八分之一杯（十五公克），剁碎
可可碎粒一又二分之一湯匙（十公克）

草莓三分之二杯（一百公克），去蒂、剁碎

原味希臘優格八分之三杯（一百公克）（純素者可選擇大豆或椰子優格）

步驟

把所有食材混在一起（如果沒要馬上吃，就不要把草莓和優格混進去）。

8

炙燒鮭魚排佐甜烤菊苣和酪梨番茄沙拉（一人份）

食材

巴西里四分之一杯（十公克）

檸檬汁四分之一顆

酸豆一湯匙

大蒜一瓣，剁碎

特級初榨橄欖油一湯匙

酪梨，去皮四分之一顆、去核、切丁

小番茄三分之二杯（一百公克），剖半

紫洋蔥八分之一杯（二十公克），切薄片

芝麻葉一又四分之三盎司（五十公克）

芹菜葉二湯匙（五公克）

去皮鮭魚排一塊（一百五十公克）

黑糖二茶匙

菊苣一顆（約七十公克），縱向對切

步驟

1. 預熱烤箱到四百二十五°F（二百二十℃）。
2. 把巴西里、檸檬汁、酸豆、大蒜和二茶匙橄欖油放入食物調理機，將所有食材攪打成滑順的沙拉醬。
3. 把酪梨、番茄、紫洋蔥、芝麻葉和芹菜葉拌勻，即成沙拉。
4. 取一平底鍋，大火熱鍋。在鮭魚排表面抹點油，放入熱鍋炙燒一分鐘左右，讓魚排表面焦黃。將上色的魚排盛入烤盤，送入烤箱烘烤五～六分鐘，讓魚排熟透。如果你喜歡魚排的剖面帶點粉紅色，可以將烘烤的時間減少個二分鐘。
5. 在此同時，把用餐巾紙擦過的平底鍋，重新放回開著大火的爐台。將黑糖與剩下的橄欖油混勻，刷上菊苣的切面。菊苣切面朝下，放入熱鍋燒烤約二～三分鐘，期間需不時翻面，讓整顆菊苣軟化，並裹上一層焦黃外衣。把沙拉醬淋上沙拉，即可與炙燒鮭魚和甜烤菊苣一起享用。

9

義式托斯坎尼燉菜（一人份）

食材

特級初榨橄欖油一湯匙
紫洋蔥三分之一杯（五十公克），切細丁
胡蘿蔔四分之一杯（三十公克），去皮、切細丁
芹菜三分之一杯（三十公克），去葉、切細丁
大蒜二瓣，切細丁
泰國辣椒二分之一根，切細丁（依個人喜好添加）
普羅旺斯綜合香料一茶匙
蔬菜高湯八分之七杯（二百毫升）
番茄丁一罐（四百公克）

番茄糊一茶匙
罐裝綜合豆四分之三杯（一百三十公克）（瀝掉罐頭湯汁的重量）
羽衣甘藍四分之三杯（五十公克），剁碎
剁碎的巴西里一湯匙
蕎麥四分之一杯（四十公克）

步驟

1. 把橄欖油倒入湯鍋，以中小火加熱，然後放入洋蔥、胡蘿蔔、芹菜、大蒜、辣椒（如果有準備的話）和香草，輕輕拌炒到洋蔥軟而不焦。
2. 加入高湯、番茄和番茄糊，煮滾後，加入豆子，繼續燉煮三十分鐘。
3. 加入羽衣甘藍，再煮個五～十分鐘，菜葉變軟後，加入巴西里。
4. 在此同時，請依照蕎麥包裝上的說明，把蕎麥煮熟。瀝除多餘水分後，即可與燉菜一起享用。

10 草莓酪梨蕎麥沙拉（一人份）

食材

蕎麥三分之一杯（五十公克）
薑黃粉一湯匙
酪梨二分之一杯（八十公克）
番茄八分之三杯（六十五公克）
紫洋蔥八分之一杯（二十公克）
帝王椰棗八分之一杯（二十五公克），去籽
酸豆一湯匙
巴西里四分之三杯（三十公克）
草莓三分之二杯（一百公克），去蒂
特級初榨橄欖油一湯匙
檸檬汁二分之一顆
芝麻葉一盎司（三十公克）

步驟

1. 依照蕎麥包裝上的說明，把蕎麥和薑黃粉一起煮熟。瀝除多餘水分，放涼備用。
2. 把酪梨、番茄、紫洋蔥、椰棗、酸豆和巴西里剁成碎丁，拌入放涼的蕎麥。草莓切片，與橄欖油和檸檬汁一起輕輕拌入沙拉。最後將混勻的食材倒上鋪有芝麻葉的沙拉盤，即可享用。

11 味噌烤鱈魚佐麻香炒蔬菜（一人份）

食材

味噌三又二分之一茶匙（二十公克）
味醂一湯匙
特級初榨橄欖油一湯匙
去皮鱈魚排一塊（二百公克）
紫洋蔥八分之一杯（二十公克），切片
芹菜八分之三杯（四十公克），切片
大蒜二瓣，切細丁
泰國辣椒一根，切細丁
新鮮薑末一茶匙
四季豆八分之三杯（六十公克）
羽衣甘藍四分之三杯（五十公克），剁碎
芝麻籽一茶匙
巴西里二湯匙（五公克），剁碎
無麩質醬油一湯匙（如果你不必避開麩質的話，一般醬油也可以）
蕎麥四分之一杯（四十公克）
薑黃粉一茶匙

步驟

1. 把味噌、味醂和一茶匙橄欖油混勻後，均勻塗抹在鱈魚排上，靜置三十分鐘，讓醃料入味。預熱烤箱到四百二十五°F（二百二十℃）。
2. 烘烤鱈魚十分鐘。
3. 在此同時，取一只炒鍋，用剩下的橄欖油熱鍋。加入洋蔥拌炒幾分鐘，然後加入芹菜、大蒜、辣椒、薑、四季豆和羽衣甘藍。翻炒至羽衣甘藍變軟、熟透。烹煮的過程中，你或許需要另外加一點水。
4. 依照蕎麥包裝上的說明，把蕎麥和薑黃粉一起煮熟。
5. 把芝麻籽、巴西里和無麩質醬油加入炒鍋，與鍋中蔬菜拌勻，即可盛盤與蕎麥和鱈魚一起享用。

12

味噌豆腐蕎麥麵佐綠蔬（一人份）

食材

蕎麥麵三盎司（七十五公克）

特級初榨橄欖油一湯匙

紫洋蔥八分之一杯（二十公克），切片

大蒜二瓣，切細丁

新鮮蒜末一茶匙

蔬菜高湯一又四分之一杯（三百毫升）（想要湯多一點的話，可以再多準備一些）

味噌醬一又四分之三湯匙（三十公克）

羽衣甘藍四分之三杯（五十公克），剁碎

芝麻籽一茶匙

板豆腐三又二分之一盎司（一百公克），切成四分之一～二分之一英吋（零點五到一公分）的豆腐丁（大約八分之三杯）

無麩質醬油一茶匙（可加可不加；如果你不必避開麩質的話，一般醬油也可以）

步驟

1. 把蕎麥麵放入滾水煮五～八分鐘（或是依照包裝上的說明烹煮）。
2. 在湯鍋裡熱橄欖油，加入洋蔥、大蒜和薑，以中火拌炒至食材軟而不焦。加入高湯和味噌，煮滾。
3. 加入羽衣甘藍和芹菜，讓整鍋味噌再燉煮個五分鐘（請盡量不要讓湯再滾起來，因爲這會破壞味噌的風味和質地，讓味噌結塊）。燉煮期間，你或許會需要視狀況再多補一些高湯。
4. 加入煮好的蕎麥麵和芝麻籽，麵體溫熱後，再加入豆腐。盛入碗中享用時，可依喜好，撒上一些醬油提味。

13

鮭魚激瘦超級沙拉（一人份）

食材

芝麻葉一又四分之三盎司（五十公克）
菊苣葉一又四分之三盎司（五十公克）
煙燻鮭魚片三又二分之一盎司（一百公克）
酪梨二分之一杯（八十公克），去皮、去核、切片
帶葉芹菜二分之一杯（五十公克），切片
紫洋蔥八分之一杯（二十公克），切片
核桃八分之一杯（十五公克），剁碎
酸豆一湯匙
帝王椰棗一顆，去籽、剁碎

特級初榨橄欖油一湯匙
檸檬汁四分之一顆
巴西里四分之一杯（十公克），剁碎

步驟

1. 取一只大碗，把所有葉菜鋪於碗底。
2. 再把剩下的食材混勻，放在菜葉上，即可享用。

其他變化

1. 扁豆激瘦超級沙拉：以一又三分之一杯（一百公克）罐裝青扁豆，或煮熟的棕綠扁豆取代煙燻鮭魚。
2. 雞肉激瘦超級沙拉：以一片煮熟的雞胸肉取代煙燻鮭魚。
3. 鮪魚激瘦超級沙拉：以罐裝鮪魚（可依喜好選擇水漬或油漬鮪魚），取代煙燻鮭魚。

14 炭烤牛排佐紅酒醬、洋蔥圈、蒜味羽衣甘藍（一人份）

食材

馬鈴薯二分之一杯（一百公克），去皮、切成四分之三英吋（二公分）的馬鈴薯丁
特級初榨橄欖油一湯匙
巴西里二湯匙（五公克），切碎
紫洋蔥三分之一杯（五十公克），切成環狀
羽衣甘藍二盎司（五十公克），切片
大蒜二瓣，切細丁
菲力牛排一塊（一百二十~一百五十公克）（約一又二分之一英吋或三點五公分厚）或沙朗牛排（四分之三英吋或二公分厚）
紅酒三湯匙（四十毫升）

牛骨高湯八分之五杯（一百五十毫升）

番茄糊一茶匙

玉米粉一茶匙，以一湯匙水溶解

步驟

1. 預熱烤箱到四百二十五℉（二百二十℃）。
2. 煮一鍋滾水，水滾後把馬鈴薯放入鍋中，等水再次沸騰後，繼續煮四～五分鐘，然後瀝掉鍋中的水分。用一茶匙的橄欖油塗抹烤盤表面，放上煮過的馬鈴薯，入烤箱烘烤三十五～四十五分鐘。每十分鐘翻一次馬鈴薯，以確保馬鈴薯有均勻受熱。馬鈴薯熟透、出烤箱時，撒上切碎的巴西里，拌勻。
3. 開中火，用一茶匙的橄欖油炒洋蔥，炒到洋蔥變軟且裹上一層焦糖色，約五～七分鐘，即可保溫備用。
4. 蒸煮羽衣甘藍二～三分鐘，然後瀝除水分。
5. 用二分之一茶匙的橄欖油稍微炒一下大蒜，讓大蒜呈現軟而不焦的狀態，約一分鐘。

加入羽衣甘藍，繼續炒個一～二分鐘，待它徹底軟化，即可保溫備用。

6. 取一只可入烤箱的平底炒鍋，以大火將鍋子加熱到冒煙。用二分之一茶匙的橄欖油爲牛排抹上一層油，然後放入熱鍋，以中大火將牛排燒烤到你喜歡的熟度（烹煮時間請見我們在第二百五十八頁列出的參考值）。如果你喜歡五分熟的牛排，最好先炙燒一下牛排表面，再把它放入四百二十五°F（二百二十℃）的烤箱，按照我們提供的參考時間烹煮。
7. 烤好的肉盛盤，靜置。把紅酒倒入剛剛烤牛排的熱鍋，與鍋中殘留的肉汁一起燉煮，燉到紅酒體積減半，且鍋中液體如糖漿般濃稠。
8. 加入高湯和番茄糊，煮到鍋中液體沸騰後，再加入玉米粉漿增加醬汁的稠度（一次加一點就好，讓醬汁慢慢達到你要的稠度）。最後把牛排在靜置期間滲出的肉汁拌入醬汁，即可將牛排與烤馬鈴薯、羽衣甘藍、洋蔥圈和紅酒醬一起享用。

牛排的烹煮時間

1又二分之一英吋（三點五公分）厚的菲力牛排

1. 近生：每面約一又二分之一分鐘。
2. 一分熟：每面約二又四分之一分鐘。
3. 三分熟：每面約三又四分之一分鐘。
4. 五分熟：每面約四又二分之一分鐘。

四分之三英吋（二公分）厚的沙朗牛排

1. 近生：每面約一分鐘。
2. 一分熟：每面約一又二分之一分鐘。
3. 三分熟：每面約二分鐘。
4. 五分熟：每面約二又四分之一分鐘。

15 墨西哥辣豆醬佐烤馬鈴薯（一人份）

食材

紫洋蔥四分之一杯（四十公克），切細丁
新鮮薑末一茶匙
大蒜二瓣，切細丁
泰國辣椒一根，切細丁
特級初榨橄欖油一茶匙
薑黃粉一茶匙
孜然粉一茶匙
丁香粉少許
肉桂粉少許
中型馬鈴薯一顆
罐裝番茄丁八分之七杯（一百九十公克）
黑糖一茶匙
紅甜椒三分之一杯（五十公克），去核、去籽、切粗丁
蔬菜高湯八分之五杯（一百五十毫升）
可可粉一湯匙
芝麻籽一茶匙
花生醬二茶匙（無顆粒為佳，但帶顆粒的也無妨）
罐裝腎豆八分之七杯（一百五十公克）
巴西里二湯匙（五公克），切碎

步驟

1. 預熱烤箱到四百°F（二百℃）。
2. 取一只中型湯鍋，放入橄欖油，把洋蔥、薑、大蒜和辣椒以中火炒軟，大約十分鐘。加入其他香料，繼續煮個一~二分鐘。
3. 把馬鈴薯放到烤盤上，入烤箱烘烤到中心鬆軟，大約四十五~六十分鐘（如果你喜歡比較酥脆的外皮，烘烤的時間可能還要更長）。
4. 在此同時，把番茄、黑糖、紅甜椒、高湯、可可粉、芝麻籽、花生醬和腎豆，加入剛剛的湯鍋，繼續小火燉煮四十五~六十分鐘。
5. 最後撒上巴西里，墨西哥辣豆醬就完成了。將烤好的馬鈴薯對剖盛盤，再澆上墨西哥辣豆醬卽可享用。

16 激瘦食物煎蛋捲（一人份）

食材

切片五花培根二盎司（五十公克）左右

（或是依你個人的口味，準備原味或煙燻味的火腿片）

中等大小的雞蛋三顆

紅菊苣一又四分之一盎司（三十五公克），切薄片

巴西里二湯匙（五公克），切碎

薑黃一茶匙

特級初榨橄欖油一茶匙

步驟

1. 熱一只不沾鍋煎鍋。把培根切成細條狀，放入鍋中，以大火煎至酥脆。你不需要另外加油，因爲培根本身就有足夠的油脂。盛盤時準備一個鋪有餐巾紙的盤子，再將煎好的培根放上，讓餐巾紙吸去多餘的油脂。煎鍋等下還會用到，只要用餐巾紙擦拭一下就好。
2. 打蛋，拌入菊苣、巴西里和薑黃。把煎好的培根切丁，也拌入蛋液。
3. 把橄欖油加入剛剛的煎鍋，熱鍋但不要熱到冒煙。鍋熱後，加入混有各種食材的蛋液，用鍋鏟輕輕掀起鍋緣剛成形的蛋皮、將它微微往內推移，同時順勢讓中心仍呈液狀的蛋液流向鍋緣。持續這樣的動作，等整張蛋皮的熟度差不多後，就可以將火轉小，讓剛成形的蛋皮自己慢慢固化。蛋皮徹底成形後，即可用鍋鏟沿著蛋皮邊緣整張掀起，將它對折或捲起享用。

17

烤雞胸肉佐核桃巴西里青醬和紫洋蔥沙拉（一人份）

食材

巴西里八分之三杯（十五公克）
核桃八分之一杯（十五公克）
帕馬森乳酪粉四茶匙（十五公克）
特級初榨橄欖油一湯匙
檸檬汁二分之一顆
水三湯匙（五十毫升）
去皮雞胸肉五又二分之一盎司（一百五十公克）
紫洋蔥八分之一杯（二十公克），切薄片
紅酒醋一茶匙

芝麻葉一又四分之一盎司（三十五公克）

小番茄三分之二杯（一百公克），剖半

巴薩米克醋一茶匙

步驟

1. 把巴西里、核桃、帕瑪森、橄欖油、一半的檸檬汁和一些水放入食物調理機，攪打成質地滑順的青醬。期間若你覺得青醬的稠度太稠，可再慢慢加入少許水分，將它調整到你喜歡的稠度。
2. 用一湯匙的青醬和剩下的檸檬汁醃雞胸肉，放入冰箱醃製至少三十分鐘。
3. 預熱烤箱到四百°F（二百℃）。
4. 取一只可放烤箱的平底鍋，以中大火熱鍋。將雞胸肉和醃料倒入鍋中，兩面各煎一分鐘，然後把平底鍋送入烤箱，烤到雞肉熟透，約八分鐘。
5. 把洋蔥放入紅酒醋醃五～十分鐘。瀝掉多餘的液體。
6. 雞肉熟透後，取出烤箱，再挖一湯匙的青醬放在雞肉上，讓青醬隨著雞肉的溫度化開。覆上鋁箔，靜置五分鐘再享用。

7. 把芝麻葉、番茄和洋蔥拌勻，灑上巴薩米克醋，紫洋蔥沙拉就完成了，可與烤好的雞胸肉一起享用。享用時，請將剩下的青醬舀到雞胸肉上。

18

華爾道夫沙拉（一人份）

食材

帶葉芹菜一杯（一百公克），切粗丁
蘋果二分之一杯（五十公克），切粗丁
核桃八分之三杯（五十公克），切粗丁
紫洋蔥一湯匙（十公克），切粗丁
巴西里二湯匙（五公克），切碎
酸豆一湯匙
特級初榨橄欖油一湯匙
巴薩米克醋一茶匙
檸檬汁四分之一顆

第戎芥末醬四分之一茶匙

芝麻葉二盎司（五十公克）左右

菊苣葉一又二分之一盎司（三十五公克）左右

步驟

1. 把芹菜、芹菜葉、蘋果、核桃和洋蔥，與酸豆和巴西里混在一起。
2. 取一小碗，放入橄欖油、醋、檸檬汁和芥末醬拌勻，做成沙拉醬。
3. 以芝麻葉和菊苣爲基底，放上先前混好的芹菜佐料，再淋上沙拉醬，即可享用。

19

烤茄子佐核桃巴西里青醬和番茄沙拉（一人份）

食材

巴西里二分之一杯（二十公克）
核桃四分之三盎司（二十公克）
帕瑪森乳酪粉八分之一杯（二十公克）（也可用素食乳酪粉取代）
特級初榨橄欖油一湯匙
檸檬汁四分之一顆
水三湯匙（五十毫升）
茄子1小顆（大約五又二分之一盎司或一百五十公克），切成四等分
紫洋蔥八分之一杯（二十公克），切片
紅酒醋一茶匙（五毫升）

芝麻葉一又四分之一盎司（三十五公克）

小番茄三分之二杯（一百公克）

巴薩米克醋一茶匙（五毫升）

步驟

1. 預熱烤箱到四百℉（二百℃）。
2. 把巴西里、核桃、帕瑪森、橄欖油和一半的檸檬汁放入食物調理機，攪打成質地滑順的青醬。期間你可慢慢加入少許水分，將它調整到正確的稠度，它應該要能沾覆在茄子上。
3. 把茄子刷上少許青醬，其餘青醬等上菜時再淋上。把茄子排上烤盤，烘烤二十五～三十分鐘，烤到茄子柔軟、濕潤且外表焦黃。
4. 在此同時，請用紅酒醋醃紫洋蔥，靜置一段時間，讓洋蔥軟化、變甜。上菜前，請把醋瀝掉。
5. 把芝麻葉、番茄和瀝乾的洋蔥拌勻，灑上巴薩米克醋，番茄沙拉就完成了，可與熱騰騰的烤茄子一起享用。享用時，請將剩下的青醬舀到茄子上。

20 激瘦食物奶昔（一人份）

食材

原味希臘優格八分之三杯（一百公克）（純素者可選擇大豆或椰子優格）
核桃六顆
中型草莓八～十顆，去蒂
羽衣甘藍一把，去梗
黑巧克力四分之三盎司（二十公克）（可可含量百分之八十五）
帝王椰棗一顆，去籽
薑黃粉二分之一茶匙
泰國辣椒薄片一片（一到二公厘）
無糖杏仁漿八分之七杯（二百毫升）

步驟

把所有食材放入食物調理機，攪打成滑順的奶昔。

21 爆餡全麥口袋餅（一人份）

全麥口袋餅是可以一次吃進多種激瘦食物的便當菜，準備簡便、攜帶上也很方便。內餡要放什麼、分量要放多少，你都可以任意搭配，反正你要做的就是把料放到口袋餅裡，然後就可以把它輕鬆帶著走了。

葷食版口袋餅

熟的火雞肉片三盎司（八十公克），切碎
切達乳酪四分之三盎司（二十公克），切丁
小黃瓜四分之一杯（三十五公克），切丁
紫洋蔥四分之一杯（三十五公克），切碎
芝麻葉一盎司（二十五公克），切碎

醬汁

特級初榨橄欖油一湯匙
巴薩米克醋一湯匙
檸檬汁少許

核桃一又二分之一到二湯匙（十～十五公克），切粗丁

素食版口袋餅

鷹嘴豆泥二～三湯匙

小黃瓜四分之一杯（三十五公克），切丁

紫洋蔥四分之一杯（三十五公克），切碎

芝麻葉一盎司（二十五公克），切碎

核桃一又二分之一～二湯匙（十到十五公克），切粗丁

素食醬汁

特級初榨橄欖油一湯匙

檸檬汁少許

22

奶油南瓜椰棗鍋佐蕎麥飯（四人份）

食材

特級初榨橄欖油三茶匙

紫洋蔥一顆，切細丁

新鮮薑末一湯匙

大蒜四瓣，切細丁

泰國辣椒二根，切細丁

孜然粉一湯匙

肉桂棒一根

薑黃粉二湯匙

番茄丁二罐十四盎司（各四百公克）

蔬菜高湯一又四分之一杯（三百毫升）
帝王椰棗三分之二杯（一百公克），去籽、切碎
鷹嘴豆一罐十四盎司（四百公克），瀝掉湯汁、洗淨
奶油南瓜二又二分之一杯（五百公克），去皮、切成一口大小
蕎麥一又四分之一杯（二百公克）
新鮮香菜二湯匙（五公克），切碎
新鮮巴西里四分之一杯（十公克），切碎

步驟

1. 預熱烤箱到四百℉（二百℃）。
2. 用二茶匙的橄欖油炒洋蔥、大蒜和辣椒，約二～三分鐘。加入孜然、肉桂和一湯匙的薑黃粉，繼續煮一～二分鐘。
3. 加入番茄、高湯、椰棗和鷹嘴豆，小火燉煮四十五～六十分鐘。等鍋中的湯體呈現濃稠的狀態時，你或許需要不時加點水，以免鍋中的湯汁燒乾。

4. 把南瓜放入烤盤，撒上剩下的橄欖油，入烤箱烘烤約三十分鐘，烤到瓜肉軟化，表皮的邊緣微焦。

5. 等剛剛燉煮的椰棗鍋差不多時，就可依照蕎麥包裝上的說明，把蕎麥和薑黃粉一起煮熟。

6. 把烤南瓜加入椰棗鍋，撒上香菜和巴西里，即可與蕎麥飯一起享用。

23 芹菜棒和燕麥餅佐味噌白鳳豆沾醬（四人份）

食材

白鳳豆二罐十四盎司（各四百公克），瀝掉湯汁、洗淨

特級初榨橄欖油三湯匙

棕色味噌醬二湯匙

未上蠟檸檬汁和皮二分之一顆

中等大小的青蔥四根

大蒜一瓣，壓碎

泰國辣椒四分之一根，切細丁

芹菜棒，買現成的

燕麥餅，買現成的

步驟

1. 把頭七種食材全倒在一起，用搗泥器壓成帶有粗粒的沾醬。
2. 即可將沾醬搭配芹菜棒和燕麥餅享用。

24 莓果核桃黑巧克力優格（一人份）

食材

綜合莓果一杯（一百二十五公克）

原味希臘優格三分之二杯（一百五十公克）（純素者可選擇大豆或椰子優格）

核桃四分之一杯（二十五公克），切碎

黑巧克力粉一又二分之一湯匙（十公克）（可可含量百分之八十五）

步驟

直接把你喜歡的莓果放入碗底，淋上優格，再撒上核桃和巧克力，即可享用。

25

羽衣甘藍咖哩雞佐烤馬鈴薯角（四人份）

食材

去皮、無骨雞胸肉四塊（一百二十～一百五十公克），切成一口大小

特級初榨橄欖油四湯匙

薑黃粉三湯匙

紫洋蔥二顆，切片

泰國辣椒二根，切細丁

大蒜三瓣，切細丁

新鮮薑末一湯匙

微辣咖哩粉一湯匙

番茄丁一罐十四盎司（四百公克）

雞高湯二杯（五百公克）
椰奶八分之七杯（二百公克）
小豆蔻莢二個
肉桂棒一根
褐皮馬鈴薯一磅（六百公克）
巴西里四分之一杯（十公克），切碎
羽衣甘藍二杯（一百七十五公克），切碎
香菜二湯匙（五公克），切碎

步驟

1. 把一茶匙橄欖油和一湯匙薑黃抹上雞丁，靜置醃漬三十分鐘。
2. 用大火快炒雞丁（醃料中的油脂應該不會讓雞肉沾鍋）四～五分鐘，等雞肉表面焦黃、熟透，就可將雞丁盛盤備用。
3. 在炒鍋中放入一湯匙的橄欖油，以中火炒香洋蔥、辣椒和薑末。炒大約十分鐘，等鍋中食材變軟後，再放入咖哩粉和一湯匙的薑黃粉，繼續煮一～二分鐘。加入番茄，再煮個二分鐘。加入高湯、椰奶、小豆蔻和肉桂棒，燉煮四十五～六十分鐘。燉煮期間請不時確認鍋中的狀況，不要讓湯汁燒乾。必要時，你或許需要多加一些高湯。

4. 預熱烤箱到四百二十五℉（二百二十℃）。利用燉煮咖哩的時間，把馬鈴薯去皮、切成小塊。煮一鍋滾水，加入剩下的薑黃粉，放入馬鈴薯丁，滾煮五分鐘。撈起馬鈴薯丁，讓它們充分散熱十分鐘。蒸散掉多餘水氣的馬鈴薯丁，邊緣看起來應該白白的，且一層一層的。把馬鈴薯丁鋪上烤盤，灑上剩下的橄欖油，入烤箱烘烤三十分鐘，烤到它們焦黃酥脆，即可盛盤、灑上巴西里。

5. 把咖哩燉煮到你喜歡的稠度後，就可以加入羽衣甘藍、剛剛煮的雞丁和香菜；爲了確保雞丁熟透，請繼續燉煮五分鐘。最後就可將咖哩盛盤，與馬鈴薯丁一起享用。

26

洋蔥炒蛋（四人份）

食材

特級初榨橄欖油一茶匙

紫洋蔥八分之一杯（二十公克），切細丁

泰國辣椒二分之一根，切細丁

中等大小的雞蛋三顆

牛奶四分之一杯（五十毫升）

薑黃粉一茶匙

巴西里二湯匙（五公克），切細丁

步驟

1. 取一只炒鍋，放入橄欖油，油熱後放入紫洋蔥和辣椒拌炒，炒到鍋中食材軟而不焦。
2. 把蛋液與牛奶、薑黃和巴西里打在一起。加入熱鍋，以中小火煮熟，期間要不斷翻炒，以免雞蛋沾鍋或燒焦。等蛋熟到你想要的熟度，即可盛盤享用。

27 激瘦辣豆醬（四人份）

食材

紫洋蔥一顆，切細丁
大蒜三瓣，切細丁
泰國辣椒二根，切細丁
特級初榨橄欖油一湯匙
孜然粉一湯匙
薑黃粉一湯匙
瘦牛絞肉一磅（四百五十公克）（脂肪含量百分之五）
紅酒八分之五杯（一百五十毫升）
紅甜椒一顆，去核、去籽、切成一口大小

番茄丁二罐十四盎司（四百公克）

番茄糊一湯匙

可可粉一湯匙

罐裝腎豆八分之七杯（一百五十公克）

牛肉高湯一又四分之一杯（三百毫升）

新鮮香菜二湯匙（五公克），切碎

新鮮巴西里二湯匙（五公克），切碎

蕎麥一杯（一百六十公克）

步驟

1. 取一只大湯鍋，放入橄欖油，以中大火炒洋蔥、大蒜和辣椒二～三分鐘，然後加入香料，繼續炒個一～二分鐘。放入牛絞肉，轉中大火，將肉拌炒到表面通通轉爲褐色，約二～三分鐘。加入紅酒，將鍋中湯汁煮滾，收一半的汁。

2. 加入紅甜椒、番茄、番茄糊、可可、腎豆和高湯，繼續燉煮一小時。等鍋中的湯體呈現濃稠的狀態時，你或許需要不時加點水，以免鍋中的湯汁燒乾。盛盤上菜前，再拌入切碎的香菜和巴西里。

3. 在此同時，請依照蕎麥包裝上的說明，把蕎麥煮熟，即可與辣豆醬一起享用。

28

蘑菇炒豆腐（四人份）

食材

板豆腐三又二分之一盎司（一百公克）

薑黃粉一茶匙

微辣咖哩粉一茶匙

羽衣甘藍三分之一杯（二十公克），切粗丁

特級初榨橄欖油一茶匙

紫洋蔥八分之一杯（二十公克），切薄片

泰國辣椒二分之一根，切薄片

蘑菇四分之三杯（五十公克），切薄片

巴西里二湯匙（五公克），切細丁

步驟

1. 用餐巾紙包覆豆腐，壓一些重物在上面，以利它瀝除多餘水分。
2. 用一點水把薑黃和咖哩粉混勻，讓它們呈現有點稠的狀態。蒸煮羽衣甘藍二～三分鐘。
3. 取一只炒鍋，放入橄欖油，中火拌炒洋蔥、辣椒和蘑菇二～三分鐘，使鍋中食材軟化且表面略呈焦黃。
4. 把豆腐碎成好入口的大小，放入鍋中，淋上剛剛調好的薑黃咖哩糊，將它們徹底拌勻。以中火拌炒二～三分鐘，炒香香料，並讓豆腐表面轉爲焦黃。加入羽衣甘藍，以中火繼續拌炒一分鐘。最後，加入巴西里，與所有食材拌勻，即可上菜。

29

酸豆煙燻鮭魚佐白酒番茄蕎麥義大利麵（四人份）

食材

特級初榨橄欖油二湯匙

紫洋蔥一顆，切細丁

大蒜二瓣，切細丁

泰國辣椒二根，切細丁

小番茄一杯（一百五十公克），剖半

白酒二分之一杯（一百毫升）

蕎麥義大利麵九到十一盎司（二百五十～三百公克）

煙燻鮭魚九盎司（二百五十公克）

酸豆二湯匙

檸檬汁二分之一顆
芝麻葉二盎司（六十公克）
巴西里四分之一杯（十公克），切碎

步驟

1. 取一只炒鍋，熱一茶匙橄欖油，以中火加熱。加入洋蔥、大蒜和辣椒，炒到它們軟而不焦。
2. 加入番茄，繼續煮個一、二分鐘。加入白酒，將鍋中湯汁煮滾，收一半的汁。
3. 在此同時，煮一鍋滾水，加一茶匙的橄欖油，放入蕎麥義大利麵滾煮八～十分鐘（實際的烹煮時間，依你喜歡的麵條軟硬度而定），然後瀝乾水分。
4. 將鮭魚切成條狀，與酸豆、檸檬汁、芝麻葉和巴西里一起加入剛剛在收汁的番茄鍋。加入義大利麵，與鍋中食材拌勻，即可盛盤，淋上剩下的橄欖油享用。

30

蕎麥義大利麵沙拉（一人份）

食材

蕎麥義大利麵二盎司（五十公克），按照包裝上的說明煮熟

芝麻葉一大把

巴西里葉一小把

小番茄八顆，剖半

酪梨二分之一顆，切丁

橄欖十顆

特級初榨橄欖油一湯匙

松子二又二分之一湯匙（二十公克）

步驟

把除了松子之外的所有食材混在一起，擺放在沙拉盤上，最後撒上松子。

31 草莓蕎麥鬆餅佐黑巧克力醬和核桃碎（可做六～八片鬆餅，視鬆餅大小而定）

食材

鬆餅：

牛奶一又二分之一杯（三百五十毫升）

蕎麥麵粉八分之七杯（一百五十公克）

雞蛋一大顆

特級初榨橄欖油一湯匙，煎鬆餅用

巧克力醬：

黑巧克力三又二分之一盎司（一百公克）（可可含量百分之八十五）

牛奶三分之一杯（八十五毫升）

重乳脂鮮奶油一湯匙

一湯匙特級初榨橄欖油

佐料

草莓二杯（四百公克），去蒂、切碎

核桃八分之七杯（一百公克），切碎

步驟

1. 製作鬆餅糊，把除了橄欖油之外的所有食材放入食物調理機，攪打成滑順的麵糊。它的稠度應該適中，不能太稠也不能太稀。（你可以把多的麵糊裝入密封罐，放入冰箱保存，最多可保存五天左右。從冰箱取出後，請務必先搖勻再使用。）
2. 製作巧克力醬，將巧克力塊放入耐熱碗，用隔水加熱的方式融化巧克力。等巧克力一融化，就拌入牛奶；兩者徹底拌勻後，再加入鮮奶油和橄欖油。在煎好鬆餅之前，你可以繼續把整碗醬泡在熱水中保溫，以免巧克力醬過冷凝結。
3. 製作鬆餅，熱一只小型或中型的厚頂平底鍋，等鍋子冒煙後，再把橄欖油倒入鍋中。

4. 在鍋子中心倒入少許麵糊，然後以圓弧的方式微微晃動鍋體，讓麵糊均勻覆蓋在整個鍋面上（你或許需要多加一點麵糊，才能讓麵糊覆滿鍋面）。如果你的鍋子夠熱，鬆餅兩面大概都只需要煎一分鐘的時間。
5. 看到鬆餅邊緣轉褐時，你就可以用鍋鏟沿著鬆餅邊緣掀起鬆餅，將它翻面。請盡量一氣呵成的完成這個翻面的動作，不要弄破鬆餅。將另一面的鬆餅繼續煎一分鐘，即可盛盤。
6. 在鬆餅中央放一點草莓，然後捲起來。持續上述步驟，直到你做出你要的鬆餅數量。
7. 舀一大杓巧克力醬，淋在每一個捲有草莓的鬆餅上，然後撒上核桃碎。
8. 第一次做這道甜品時，你或許會有點手忙腳亂，但等到你掌握到調整麵糊比例和煎鬆餅的技巧，就會對這一切駕輕就熟。總而言之，多做幾次你一定會越來越上手。

32

味噌豆腐香菇湯（四人份）

食材

乾的海帶芽三分之一盎司（十公克）
蔬菜高湯一夸脫（一公升）
香菇七盎司（二百公克），切片
味噌醬三分之一杯（一百二十公克）
板豆腐一罐十四盎司（四百公克），切成小丁
青蔥二根，斜切成片
泰國辣椒一根，切細丁（依個人喜好）

步驟

1. 用溫水泡海帶芽十分鐘，然後瀝掉水分。
2. 把高湯煮滾，加入香菇，小火燉煮一～二分鐘。
3. 取一只小碗，用一點溫高湯把味噌醬徹底化開。把味噌和豆腐倒入高湯，並注意火候，不要讓湯煮滾，因爲這會破壞味噌的風味。加入瀝乾的海帶芽、青蔥和辣椒（如果有準備的話），即可享用。

33 激瘦食物披薩（可做二張十二英吋〔三十公分〕披薩）

食材

披薩餅皮：

酵母粉一包四分之一盎司（七公克）

黑糖一茶匙

溫水一又四分之一杯（三百毫升）

蕎麥麵粉一又四分之一杯（二百公克）

中筋麵粉一杯（二百公克）（另外再準備一些麵粉，用於整麵）

特級初榨橄欖油一湯匙（另外再準備一些油，避免麵團沾黏）

番茄醬：

洋蔥二分之一顆紫，切細丁

大蒜一瓣，切細丁

特級初榨橄欖油一茶匙

乾的奧勒岡葉一茶匙

白酒二湯匙

番茄丁一罐十四盎司（四百公克）

黑糖少許

羅勒葉二湯匙（五公克）

我們最愛的披薩配料

・芝麻葉、紫洋蔥、乳酪粉（或素食乳酪）和烤茄子。（你或許可以在熟食店或超市買到現成的烤茄子。自己烤的話，你需要一把煎鍋，先把它熱到冒煙，再轉中火，將切片的茄子（厚度三～五公厘為佳），刷上少許橄欖油，放入鍋中燒烤。烤到茄子變軟，且兩面焦黃，即可起鍋。或者，你也可以直接把茄子放在鋪有烘焙紙的烤盤，送入四百°F（二百℃）的烤箱烘烤十五分鐘；一樣烤到茄子變軟，兩面焦黃，即可盛盤。）

・辣椒粉、小番茄、山羊乳酪（或素食乳酪）和芝麻葉。
・熟的雞肉、芝麻葉、紫洋蔥、橄欖和乳酪粉。
・熟的西班牙臘腸、紫洋蔥、蒸過的羽衣甘藍和乳酪粉。

步驟

1. 把酵母和糖溶解在水裡（此舉可以幫助酵母活化），覆上保鮮膜，靜置十～十五分鐘。
2. 將麵粉過篩到碗裡。如果你有直立型攪拌機，請直接將麵粉篩入攪拌盆中，並裝上鉤狀攪拌棒。
3. 把剛剛靜置的酵母水和橄欖油加入麵粉，將它們攪打成麵團。如果你覺得麵團有點乾，可以在另外加點水進去。一直揉到麵團變得光滑、有彈性。
4. 把麵團放入表面抹上一層油的碗，用乾淨的濕抹布覆蓋碗面，放到溫暖的地方讓麵團醒四十五～六十分鐘，讓它變成兩倍大。
5. 醒麵期間，可以製作番茄醬。用橄欖油把洋蔥和大蒜炒軟，再加入乾燥的奧勒岡葉和白酒。將鍋中的湯汁煮滾，收一半的汁。

6. 加入番茄和糖，等鍋中的湯汁再次沸騰時，轉小火繼續燉煮三十分鐘，煮到鍋中醬汁成濃稠狀（如果番茄醬太稀，會讓披薩成品太濕），即可將平底鍋離火。用手把羅勒葉撕碎，拌入煮好的番茄醬。

7. 重新揉捏醒好的麵團，擠出麵團中多餘的空氣。大概揉個一分鐘，等整個麵團變得柔順光滑，就大功告成了。（你可以馬上把麵團做成披薩，也可以先把它用保鮮膜包起來，冷藏保存幾天。）

8. 預熱烤箱到四百五十℉（二百三十℃）。在擀麵團的檯面撒上一些麵粉。把麵團切成兩半，依你喜好的厚度擀成兩張餅皮，放到抹上一層油的不沾鍋烤盤上。（這份食譜的麵團可以做出兩片直徑十二英吋（三十公分）左右的薄脆餅皮。如果你想要披薩的餅皮厚一些，可以用多一點麵團，或是把披薩的尺寸做小一點。）

9. 在擀好的餅皮上抹一層薄薄的番茄醬（這份食譜的番茄醬是二片披薩的分量，如果你只做一張披薩，請將剩下一半的番茄醬冷凍保存），但餅皮邊緣要留一點白。放上你的其他配料（如果你有用芝麻葉和辣椒粉，請在披薩出爐後再撒上）。烘烤前，請先將披薩靜置十五~二十分鐘，讓擀平的麵團醒一下，這樣烤出來的餅皮會更加鬆脆。

10. 入烤箱烘烤十~十二分鐘，烤到乳酪焦黃，即可出爐。如果你有用芝麻葉和辣椒粉，也可以在這時候撒上。

34 可可核桃椰棗球（十五～二十顆）

食材

核桃一杯（一百二十公克）

黑巧克力（可可含量百分之八十五）一盎司（三十公克），敲成碎粒；或直接準備四分之一杯的可可粒

帝王椰棗九盎司（二百五十公克），去籽

可可粉一湯匙

薑黃粉一湯匙

特級初榨橄欖油一湯匙

香草豆莢的香草籽一個或香草精一茶匙

水一～二湯匙

步驟

1. 把核桃和巧克力放入食物調理機，將它們攪打成細緻的粉末。
2. 把水之外的食材全部放入食物調理機，將它們打到可以捏成球體的稠度。（如果混合物太過黏稠，你可以再視情況把準備的水分次加進去。）
3. 用你的手把混合物捏成一口大小的球狀，放入密封盒冷藏至少一小時，才可享用。如果你想要它們的外觀多一些變化，也可以把部分椰棗球放到多準備的可可粉或椰子粉裡滾一下，讓它們沾上一層外衣。做好的椰棗球冷藏保存，最長可放一週。

致謝

首先，我們必須感謝現在正遵循這份飲食的成千上萬人，也謝謝他們不吝與我們分享激瘦食物對他們人生造成的驚人影響。這些回饋始終是我們最大的動力，支持著我們不斷將激瘦食物的理念告訴眾人，並渴望藉此力量反轉蔓延全世界的疾病和肥胖浪潮。

我們還想要特別謝謝作家經紀公司弗尼斯勞頓（Furniss Lawton）的洛瑞和尤金妮，以及版權代理商英鎊勳爵文學（Sterling Lord Literistic）的賽來絲特和莎拉；他們信任我們，也信任我們的這個想法有能力改變眾人的人生。

我們也要跟廚師馬克・麥卡洛克大聲說聲謝謝，他擅長用各種家常食材做出令人驚豔的美味料理，多虧他，我們才能完成這本書的食譜。同樣地，我們也要誠心感謝每一位願意為我們試菜的朋友，但願他們的身體都會因頻繁替我們試菜變得更加健康。

最後，也最重要的，我們要謝謝在改善體驗健身中心的每一位成員，我們的激瘦食物飲食法就是在「改善體驗」健身中心（ＫＸ）有了具體的雛型。尤其要感謝ＫＸ的負責人吉迪恩，要不是他給了我們實踐最初想法的機會，這份飲食也不會發展成今日的樣貌。

詞彙表

抗氧化劑（Antioxidant） 食物中的人造或天然物質，攝取它們會降低我們體內細胞的生理壓力。

自噬作用（Autophagy） 身體分解和回收老廢細胞的殘骸，做爲產能燃料的過程。在細胞受到壓力的情況下，自噬作用的發生率會提高。

藍區（Blue Zone） 世界的特定地區，這些地區的居民都食用富含激瘦食物的飲食，且活得非常長壽、健康和幸福。

熱量限制（Caloric restriction） 爲了減肥、改善健康和延長壽命，刻意降低食物攝取量的飲食方式。

晝夜節律（Circadian rhythm） 我們的身體有一套以二十四小時爲週期的生理時鐘，會在一天的各個時間點，自動調節我們身體許多重要生理機制的活性和效能，例如睡覺和消化食物等。

二十二碳六烯酸（DHA） 最重要的兩種 omega-3 脂肪酸之一（另一種是 EPA），主要存在於富含油脂的魚類和海洋植物（例如藻類）中，能提升人體乙醯化酶基因的活化程度和整體健康。

二十碳五烯酸（EPA） 最重要的兩種 omega-3 脂肪酸之一（另一種是 DHA），主要存在於富含油脂的魚類中，能提升人體乙醯化酶基因的活化程度和整體健康。

基因（Gene） 由 DNA 組成，是我們身體的藍圖；活化時，基因會發送信號，讓人體生成特定蛋白，進而改變我們細胞運作的方式。

毒物興奮效應（Hormesis） 一種生物學現象，指大量暴露在某種事物下會使我們受到傷害，但少量或適量暴露在該事物下，卻會讓我們受益。例如運動和斷食。

發炎性老化（Inflammaging） 隨著我們年齡增長，持續在我們體內發生的輕度發炎反應，會增加我們得到多種慢性疾病的風險。

間歇性斷食法（Intermittent fasting） 一個統稱，涵蓋所有會交替進行熱量限制（斷食日）和隨意進食的飲食模式。斷食的天數通常會落在一週一到三天之間，因此相較於一般的熱量限制飲食，這類飲食在執行上通常會比較辛苦。

白胺酸（Leucine） 蛋白質中的重要胺基酸。它能有效提升激瘦食物的好處，所以激瘦食物飲食法要發揮最佳功效，也必須搭配富含蛋白質的食物。

主要調節子（Master regulator） 位處最高位階的基因，可調控其下游的其他基因，或會影響該基因的其他因素。

代謝（Metabolism） 發生在細胞內，可幫助細胞生存的所有生化反應。

粒線體（Mitochondria） 細胞內的微小胞器，可分解營養素、產生能量。肌肉細胞需要很多能量，所以它擁有特別多的粒線體。

哺乳類雷帕黴素靶蛋白（mTOR） 人體的重要生長啟動子，但它的活化程度必須拿捏得恰到好處，否則會衍生疾病。我們的飲食會強烈影響它的活化程度。

考量到肌肉量增加的減重成果（Muscle gain adjusted weight loss） 評估減重成果時，把減重期間增加的肌肉量同樣列爲瘦下來的重量。比起單純的量體重，此計算方式可更精準地反映出身體組成的變化。

過氧化體增生活化受體γ輔啟動因子-1α（PGC-1α） 重要的能量代謝調解分子，會刺激我們的細胞生成粒線體（請參閱「粒線體」〔Mitochondria〕）。

多酚（Polyphenols） 植物所含的一大群天然化學物質，能幫助植物對抗環境壓力。攝取某些多酚可以啟動我們的乙醯化酶基因，它們也是激瘦食物飲食法能帶給我們諸多好處的關鍵。

過氧化體增生活化受體-γ（PPAR-γ） 我們細胞的重要代謝調節分子，可啟動合成和儲存脂肪的基因。

SIRT1 乙醯化酶基因家族中，被研究最深入的一種乙醯化酶基因，對減重的影響也最爲深遠。它會在細胞受到壓迫時活化，有許多有益健康和抗老化的功效。

激瘦食物（Sirtfood） 富含特定多酚的食物，只要我們吃下它們，這些多酚就會活化我們的乙醯化酶基因。

乙醯化酶基因 我們體內的一群古老的基因，會在細胞面對壓力時活化。在健康、疾病預防和老化方面，乙醯化酶基因都扮演重要的角色。人類共有共有七種乙醯化酶基因（分別以 SIRT1 到 SIRT7 命名），其中，又以 SIRT1 和 SIRT3 這兩個基因對能量平衡最爲重要。

幹細胞（Stem cell） 一種特別的細胞，可發展成我們身上的各種細胞。

西方飲食（Western diet） 現代工業化國家的典型飲食，與藍區居民的飲食相對立。西方飲食由大量的加工、精製食物組成，非常欠缺富含營養素的蔬食，尤其是激瘦食物。

異體毒物興奮效應（Xenohormesis） 一種生物學現象，可讓人類因植物的壓力反應受惠；我們只需吃下植物爲了對抗壓力產生的多酚，即可得到大量好處。

參考文獻

前言

1. Hill, A. J. "Does dieting make you fat?" *Br J Nutr* 92 Suppl 1, S15–18 (2004).
2. Howitz, K. T., et al. "Small molecule activators of 乙酰化酶 s extend Saccharomyces cerevisiae lifespan." *Nature* 425, 191–96 (2003).
3. Bonkowski, M. S., and Sinclair, D. A. "Slowing ageing by design: the rise of NAD+ and 乙酰化酶 -activating compounds." *Nat Rev Mol Cell Bio*, advance online publication (2016).
4. 同上
5. Wang, L., Lee, I. M., Manson, J. E., Buring, J. E., and Sesso, H. D. "Alcohol consumption, weight gain, and risk of becoming overweight in middle-aged and older women." *Arch Intern Med* 170, 453–61 (2010).
6. Bertoia, M. L., et al. "Dietary flavonoid intake and weight maintenance: three prospective cohorts of 124,086 US men and women followed for up to 24 years." *BMJ* 352:i17 (2016).
7. Rabadan-Chávez, G., et al. "Cocoa powder, cocoa extract, and epicatechin attenuate hypercaloric diet-induced obesity through enhanced β-oxidation and energy expenditure in white adipose tissue." *J Funct Foods* 20, 54–67 (2016).
8. Malhotra, A., Maruthappu, M., and Stephenson, T. "Healthy eating: an NHS priority; a sure way to improve health outcomes for NHS staff and the public." *Postgrad Med J* 90, 671–72 (2014).
9. Estruch, R., et al. "Primary prevention of cardiovascular disease with a Mediterranean diet." *N Engl J Med* 368, 1279–90 (2013).
10. Tresserra-Rimbau, Anna, et al. "Polyphenol intake and mortality risk: a re-analysis of the PREDIMED trial." *BMC Med* 12.1, 1 (2014).

第Ⅰ章　「乙酰化酶基因」的科學論據

1. Li, X. "SIRT1 and energy metabolism." *Acta Biochim Biophys Sin* (Shanghai) 45, 51–60 (2013).
2. Morris, B. J. "Seven 乙酰化酶 s for seven deadly diseases of aging." *Free Radic Biol Med* 56, 133–71 (2013).
3. Fontana, L., Partridge, L., and Longo, V. D. "Extending healthy life span — from yeast to humans." *Science* 328, 321–26 (2010).

4. 同上
5. Haigis, M. C., and Guarente, L. P. "Mammalian N酰化酶 s — emerging roles in physiology, aging, and calorie restriction." *Genes Dev* 20, 2913–21 (2006).
6. Radak, Z., et al. "Redox-regulating N酰化酶 s in aging, caloric restriction, and exercise." *Free Radic Biol Med* 58, 87–97 (2013).
7. Selinger, J. C., O'Connor, S. M., Wong, J. D., and Donelan, J. M. "Humans can continuously optimize energetic cost during walking." *Curr Biol* 25, 2452–56 (2015).
8. Schnohr, P., O'Keefe, J. H., Marott, J. L., Lange, P., and Jensen, G. B. "Dose of jogging and long-term mortality: the Copenhagen City Heart Study." *J Am Coll Cardiol* 65, 411–19 (2015).
9. Mons, U., Hahmann, H., and Brenner, H. "A reverse J-shaped association of leisure time physical activity with prognosis in patients with stable coronary heart disease: evidence from a large cohort with repeated measurements." *Heart* 100, 1043–49 (2014).

第二章　擊退體脂肪

1. Bordone, L., et al. "SIRT1 transgenic mice show phenotypes resembling calorie restriction." *Aging Cell* 6, 759–67 (2007).
2. Chalkiadaki, A., and Guarente, L. "High-fat diet triggers inflammation-induced cleavage of SIRT1 in adipose tissue to promote metabolic dysfunction." *Cell Metab* 16, 180–88 (2012).
3. Costa Cdos, S., et al. "SIRT1 transcription is decreased in visceral adipose tissue of morbidly obese patients with severe hepatic steatosis." *Obes Surg* 20, 633–39 (2010).
4. Pedersen, S. B., Olholm, J., Paulsen, S. K., Bennetzen, M. F., and Richelsen, B. "Low SIRT1 expression, which is upregulated by fasting, in human adipose tissue from obese women." *Int J Obes* (Lond) 32, 1250–55 (2008).
5. Zillikens, M. C., et al. "SIRT1 genetic variation is related to BMI and risk of obesity." *Diabetes* 58, 2828–34 (2009).
6. Tontonoz, P., and Spiegelman, B. M. "Fat and beyond: the diverse biology of PPARgamma." *Annu Rev Biochem* 77, 289–312 (2008).
7. Picard, F., et al. "SIRT1 promotes fat mobilization in white adipocytes by repressing PPAR-gamma." *Nature* 429, 771–76 (2004).
8. Qiang, L., et al. "Brown remodeling of white adipose tissue by SIRT1-dependent deacetylation of Ppargamma." *Cell* 150, 620–32 (2012).
9. Li, X. "SIRT1 and energy metabolism." Acta Biochim Biophys Sin (Shanghai) 45, 51–60 (2013).

10. Akieda-Asai, S., et al. "SIRT1 regulates thyroid-stimulating hormone release by enhancing PIP5Kgamma activity through deacetylation of specific lysine residues in mammals." *PLoS One* 5, e11755 (2010).

11. Aragonès, G., et al. "Modulation of leptin resistance by food compounds." *Mol Nut Food Res* 60, 1789–803 (2016).

12. Sasaki, T. "Age-associated weight gain, leptin, and SIRT1: a possible role for hypothalamic SIRT1 in the prevention of weight gain and aging through modulation of leptin sensitivity." *Front Endocrinol* 6, 109 (2015).

第三章　維持和增加肌肉量

1. Agudelo, L. Z., et al. "Skeletal muscle PGC-1alpha1 modulates kynurenine metabolism and mediates resilience to stressinduced depression." *Cell* 159, 33–45 (2014).

2. Sharples, A. P., et al. "Longevity and skeletal muscle mass: the role of IGF signalling, the N酰化酶 s, dietary restriction, and protein intake." *Aging Cell* 14, 511–23 (2015).

3. Diaz-Ruiz, A., Gonzalez-Freire, M., Ferrucci, L., Bernier, M., and de Cabo, R. "SIRT1 synchs satellite cell metabolism with stem cell fate." *Cell Stem Cell* 16, 103–4 (2015).

4. Rathbone, C. R., Booth, F. W., and Lees, S. J. "SIRT1 increases skeletal muscle precursor cell proliferation." *Eur J Cell Biol* 88, 35–44 (2009).

5. Lee, D., and Goldberg, A. L. "SIRT1 protein, by blocking the activities of transcription factors FoxO1 and FoxO3, inhibits muscle atrophy and promotes muscle growth." *J Biol Chem* 288, 30515–26 (2013).

6. Ryall, J. G., et al. "The NAD(+)-dependent SIRT1 deacetylase translates a metabolic switch into regulatory epigenetics in skeletal muscle stem cells." *Cell Stem Cell* 16, 171–83 (2015).

7. Lee and Goldberg. "SIRT1 protein."

8. Sharples. "Longevity and skeletal muscle mass."

9. Lee and Goldberg. "SIRT1 protein."

10. 同上

11. Sharples. "Longevity and skeletal muscle mass."

12. Sousa-Victor, P., García-Prat, L., Serrano, A. L., Perdiguero, E., and Muñoz-Cánoves, P. "Muscle stem cell aging: regulation and rejuvenation." *Trends*

Endocrinol Metab 26, 287–96 (2015).

13. Tonkin, J., Villarroya, F., Puri, P. L., and Vinciguerra, M. "SIRT1 signaling as potential modulator of skeletal muscle diseases." *Curr Opin Pharmacol* 12, 372–76 (2012).
14. Rabassa, M., et al. "Association between both total baseline urinary and dietary polyphenols and substantial physical performance decline risk in older adults: a 9-year follow-up of the InCHIANTI study." *J Nutr Health Aging* 20.5, 478–84 (2016).
15. Cohen, S., Nathan, J. A., and Goldberg, A. L. "Muscle wasting in disease: molecular mechanisms and promising therapies." *Nat Rev Drug Discov* 14, 58–74 (2015).

第四章　健康特效藥

1. Ma, L., and Li, Y. "SIRT1: role in cardiovascular biology." *Clin Chim Acta* 440, 8–15 (2015).
2. 同上
3. Milne, J. C., et al. "Small molecule activators of SIRT1 as therapeutics for the treatment of type 2 diabetes." *Nature* 450, 712–16 (2007).
4. Fu, L., et al. "Leucine amplifies the effects of metformin on insulin sensitivity and glycemic control in diet-induced obese mice." *Metabolism* 64, 845–56 (2015).
5. Wang, J., et al. "The role of SIRT1: at the crossroad between promotion of longevity and protection against Alzheimer's disease neuropathology." *Biochim Biophys Acta* 1804, 1690–94 (2010).
6. Giblin, W., Skinner, M. E., and Lombard, D. B. "Sirtuin s: guardians of mammalian healthspan." *Trends Genet* 30, 271–86 (2014).
7. Iyer, S., et al. "Sirtuin 1 (SIRT1) promotes cortical bone formation by preventing beta-catenin sequestration by FoxO transcription factors in osteoblast progenitors." *J Biol Chem* 289, 24069–78 (2014).
8. Wilking, M. J., and Ahmad, N. "The role of SIRT1 in cancer: the saga continues." *Am J Pathol* 185, 26–28 (2015).

第五章　激瘦食物

1. Leitzmann, M. F., et al. "Physical activity recommendations and decreased risk of mortality." *Arch Intern Med* 167, 2453–60 (2007).

2. Kennedy, D. O. "Polyphenols and the human brain: plant 'secondary metabolite' ecologic roles and endogenous signaling functions drive benefits." *Adv Nutr* 5, 515–33 (2014).

3. Hooper, P. L., Hooper, P. L., Tytell, M., and Vigh, L. "Xenohormesis: health benefits from an eon of plant stress response evolution." *Cell Stress Chaperones* 15, 761–70 (2010).

4. 同上

5. Howitz, K. T., and Sinclair, D. A. "Xenohormesis: sensing the chemical cues of other species." *Cell* 133, 387–91 (2008).

6. Howitz, K. T., et al. "Small molecule activators of Sirtuin s extend Saccharomyces cerevisiae lifespan." *Nature* 425, 191–96 (2003).

7. Madeo, F., Pietrocola, F., Eisenberg, T., and Kroemer, G. "Caloric restriction mimetics: towards a molecular definition." *Nat Rev Drug Discov* 13, 727–40 (2014).

8. Bonkowski and Sinclair. "Slowing ageing by design."

9. Chung, S., et al. "Regulation of SIRT1 in cellular functions: role of polyphenols." *Arch Biochem Biophys* 501, 79–90 (2010).

10. Howitz, et al. "Small molecule activators of Sirtuin s."

11. Si, H., and Liu, D. "Dietary antiaging phytochemicals and mechanisms associated with prolonged survival." *J Nutr Biochem* 25, 581–91 (2014).

12. Xiao, N., et al. "Quercetin, luteolin, and epigallocatechin gallate promote glucose disposal in adipocytes with regulation of AMP-activated kinase and/or Sirtuin 1 activity." *Planta Med* 80, 993–1000 (2014).

13. Pietsch, K. "Hormetins, antioxidants and prooxidants: defining quercetin-, caffeic acid- and rosmarinic acid-mediated life extension in C. elegans." *Biogerontology* 12, 329–47 (2011).

14. Vanella, L., et al. "Caffeic acid phenethyl ester regulates PPAR's levels in stem cells-derived adipocytes." *PPAR Research* 2016 (2016).

15. Escande, C., et al. "Flavonoid apigenin is an inhibitor of the NAD+ ase CD38: implications for cellular NAD+ metabolism, protein acetylation, and treatment of metabolic syndrome." *Diabetes* 4, 1084–93 (2013).

16. Rabadan-Chávez, et al. "Cocoa powder, cocoa extract, and epicatechin."

17. Duarte, D. A., et al. "Polyphenol-enriched cocoa protects the diabetic retina from glial reaction through the Sirtuin pathway." *J Nutr Biochem* 26, 64–74 (2015).

18. Ramirez-Sanchez, I., et al. "(-)-Epicatechin rich cocoa mediated modulation of oxidative stress regulators in skeletal muscle of heart failure and type

2 diabetes patients." *Int J Cardiol* 168, 3982–90 (2013).

19. Ye, Q. "Epigallocatechin-3-gallate suppresses 1-methyl-4-phenylpyridine-induced oxidative stress in PC12 cells via the SIRT1/ PGC-1α signaling pathway." *BMC Complement Altern Med* 12, 82 (2012).
20. Lee, M. S., et al. "Green tea (-)-epigallotocatechin-3-gallate induces PGC-1α gene expression in HepG2 cells and 3T3-L1 adipocytes." *Prev Nutr Food Sci* 1, 62–67 (2016).
21. Zhang, X., et al. "Dietary luteolin activates browning and thermogenesis in mice through an AMPK/PGC1α pathwaymediated mechanism." *Int J Obes* (Lond) (2016).
22. Dong, J., et al. "Quercetin reduces obesity-associated ATM infiltration and inflammation in mice: a mechanism including AMPKα1/SIRT1." *J Lipid Res* 55, 363–74 (2014).
23. Davis, J. M. "Quercetin increases brain and muscle mitochondrial biogenesis and exercise tolerance." *Am J Physiol Regul Integr Comp Physiol* 296, 1071–77 (2009).
24. Su, K. Y., et al. "Rutin, a flavonoid and principal component of saussurea involucrata, attenuates physical fatigue in a forced swimming mouse model." *Int J Med Sci* 11, 528–37 (2014).
25. Guo, Z. "Kaempferol protects cardiomyocytes against anoxia/ reoxygenation injury via mitochondrial pathway mediated by SIRT1." *Eur J Pharmacol* 761, 245–53c (2015).
26. Menendez, J. A., et al. "Xenohormetic and anti-aging activity of secoiridoid polyphenols present in extra virgin olive oil: a new family of gerosuppressant agents." *Cell Cycle* 12, 555–78 (2013).
27. Kikusato, M., et al. "Oleuropein induces mitochondrial biogenesis and decreases reactive oxygen species generation in cultured avian muscle cells, possibly via an up-regulation of peroxisome proliferator-activated receptor γ coactivator 1α." *Anim Sci J* (2016).
28. Luccarini, I., et al. "The polyphenol oleuropein aglycone modulates the PARP1-SIRT1 interplay: an in vitro and in vivo study." *J Alzheimers Dis* (2016).
29. Zheng, A., et al. "Hydroxytyrosol improves mitochondrial function and reduces oxidative stress in the brain of db/db mice: role of AMP-activated protein kinase activation." *Br J Nutr* 113, 1667–76 (2015).
30. Doan, Khanh V., et al. "Gallic acid regulates body weight and glucose homeostasis through AMPK activation." *Endocrinology* 156, 157–68 (2014).
31. Rasbach, K. A., and Schnellmann, R. G. "Isoflavones promote mitochondrial biogenesis." *J Pharmacol Exp Ther* 325, 536–43 (2008).

32. Hong, K. S. "Involvement of SIRT1 in hypoxic down-regulation of c-Myc and β-catenin and hypoxic preconditioning effect of polyphenols." *Toxicol Appl Pharmacol* 259, 210–8 (2012).

33. Yadav, K. D., and Chaudhary, A. K. "Anti-obesity mechanism of Curcuma longa L.: an overview." *IJNPR-formerly NPR* 7, 99–106 (2016).

34. Lee, M. S., et al. "Reduction of body weight by dietary garlic is associated with an increase in uncoupling protein mRNA expression and activation of AMP-activated protein kinase in diet-induced obese mice." *J Nutr* 141, 1947–53 (2011).

35. Jin, T. "Fisetin up-regulates the expression of adiponectin in 3T3-L1 adipocytes via the activation of silent mating type information regulation 2 homologue 1 (SIRT1)-deacetylase and peroxisome proliferator-activated receptors (PPARs)." *J Agric Food Chem* 62, 10468–74 (2014).

第六章　世界各地的激瘦食物

1. Bayard, V., Chamorro, F., Motta, J., and Hollenberg, N. K. "Does flavanol intake influence mortality from nitric oxide– dependent processes? Ischemic heart disease, stroke, diabetes mellitus, and cancer in Panama." *Int J Med Sci* 4, 53–58 (2007).

2. Shrime, M. G., et al. "Flavonoid-rich cocoa consumption affects multiple cardiovascular risk factors in a meta-analysis of shortterm studies." *J Nutr* 141, 1982–88 (2011).

3. Hooper, L., et al. "Effects of chocolate, cocoa, and flavan-3-ols on cardiovascular health: a systematic review and meta-analysis of randomized trials." *Am J Clin Nutr* 95, 740–51 (2012).

4. Duarte, D. A., et al. "Polyphenol-enriched cocoa protects the diabetic retina."

5. Martin, M. A., Goya, L., and Ramos, S. "Potential for preventive effects of cocoa and cocoa polyphenols in cancer." *Food Chem Toxicol* 56, 336–51 (2013).

6. Brickman, A. M., et al. "Enhancing dentate gyrus function with dietary flavanols improves cognition in older adults." *Nat Neurosci* 17, 1798–803 (2014).

7. Ferrazzano, G. F., et al. "Anti-cariogenic effects of polyphenols from plant stimulant beverages (cocoa, coffee, tea)." *Fitoterapia* 8, 255–62 (2009).

8. Hutchins-Wolfbrandt, A., and Mistry, A. M. "Dietary turmeric potentially reduces the risk of cancer." *Asian Pac J Cancer Prev* 12, 3169–73 (2011).

9. Panahi, Y., et al. "Antioxidant and anti-inflammatory effects of curcuminoid-piperine combination in subjects with metabolic syndrome: a randomized controlled trial and an updated meta-analysis." *Clin Nutr* (2015).

10. Kuptniratsaikul, V., Thanakhumtorn, S., Chinswang-watanakul, P., Wattanamongkonsil, L., and Thamlikitkul, V. "Efficacy and safety of Curcuma domestica extracts in patients with knee osteoarthritis." *J Altern Complement Med* 15, 891–97 (2009).

11. Yadav and Chaudhary. "Anti-obesity mechanism of Curcuma longa L."
12. Lee, M. S., et al. "Turmeric improves post-prandial working memory in pre-diabetes independent of insulin." *Asia Pac J Clin Nutr* 23, 581–91 (2014).
13. Sofi, F., Cesari, F., Abbate, R., Gensini, G. F., and Casini, A. "Adherence to Mediterranean diet and health status: meta-analysis." *BMJ* 11, 337:a1344 (2008).
14. Razquin, C., et al. "The Mediterranean diet protects against waist circumference enlargement in 12Ala carriers for the PPARgamma gene: 2 years' follow-up of 774 subjects at high cardiovascular risk." *Br J Nutr* 102, 672–79 (2009).
15. Ibarrola-Jurado, N., et al. "Cross-sectional assessment of nut consumption and obesity, metabolic syndrome and other cardiometabolic risk factors: the PREDIMED study." *PLoS One* 8, e57367 (2013).

第七章　打造一份最有益健康和減重的飲食

1. Hertog, M. G., et al. "Flavonoid intake and long-term risk of coronary heart disease and cancer in the seven countries study." *Arch Intern Med* 155, 381–86 (1995).
2. 同上
3. Biagi, M., and Bertelli, A. A. "Wine, alcohol and pills: what future for the French paradox?" *Life Sci* 131, 19–22 (2015).
4. Ortuño, J., et al. "Matrix effects on the bioavailability of resveratrol in humans." *Food Chem* 120, 1123–30 (2010).
5. Gupta, Subash C., et al. "Curcumin, a component of turmeric: from farm to pharmacy." *Biofactors* 39, 2–13 (2013).
6. Eseberri, I., Miranda, J., Lasa, A., Churruca, I., and Portillo, M. P. "Doses of quercetin in the range of serum concentrations exert delipidating effects in 3T3-L1 preadipocytes by acting on different stages of adipogenesis, but not in mature adipocytes." *Oxid Med Cell Longev* 2015, 480943 (2015).
7. Scheepens, A., Tan, K., and Paxton, J. W. "Improving the oral bioavailability of beneficial polyphenols through designed synergies." *Genes Nutr* 5, 75–87 (2010).
8. Bohn, T. "Dietary factors affecting polyphenol bioavailability." *Nutr Rev* 72, 429–52 (2014).
9. Yu, Y., et al. "Green tea catechins: a fresh flavor to anticancer therapy." *Apoptosis* 19, 1–18 (2014).
10. Bohn, "Dietary factors affecting polyphenol bioavailability."

11. Yao, K., Duan, Y., Tan, B., Hou, Y., Wu, G., and Yin, Y. "Leucine in obesity: therapeutic prospects." *Trends Pharmacol Sci* 8 (2016).
12. Bruckbauer, A., and Zemel, M. B. "Synergistic effects of polyphenols and methylxanthines with Leucine on AMPK/ Sirtuin-mediated metabolism in muscle cells and adipocytes." *PLoS One* 9, e89166 (2014).
13. Feldman, J. L., Baeza, J., and Denu, J. M. "Activation of the protein deacetylase SIRT6 by long-chain fatty acids and widespread deacylation by mammalian Sirtuin s." *J Biol Chem* 288, 31350–56 (2013).
14. Antunes, L. C., Levandovski, R., Dantas, G., Caumo, W., and Hidalgo, M. P. "Obesity and shift work: chronobiological aspects." *Nutr Res Rev* 23, 155–68 (2010).
15. Pan, A., Schernhammer, E. S., Sun, Q., and Hu, F. B. "Rotating night shift work and risk of type 2 diabetes: two prospective cohort studies in women." *PLoS Med* 8, e1001141 (2011).
16. Ribas-Latre, A., and Eckel-Mahan, K. "Interdependence of nutrient metabolism and the circadian clock system: importance for metabolic health." *Mol Metab* 5, 133–52 (2016).
17. Wegner, D. M., Schneider, D. J., Carter, S. R. 3rd, and White, T. L. "Paradoxical effects of thought suppression." *J Pers Soc Psychol* 53, 5–13 (1987).

第八章　最棒的二十種激瘦食物

1. Bastian, B., Jetten, J., and Ferris, L. J. "Pain as social glue: shared pain increases cooperation." *Psychol Sci* 25, 2079–85 (2014).
2. Lv, J., et al. "Consumption of spicy foods and total and cause specific mortality: population-based cohort study." *BMJ* 351, h3942 (2015).
3. Ding, M., Bhupathiraju, S. N., Chen, M., van Dam, R. M., and Hu, F. B. "Caffeinated and decaffeinated coffee consumption and risk of type 2 diabetes: a systematic review and a dose-response meta-analysis." *Diabetes Care* 37, 569–86 (2014).
4. Bohn, S. K., Blomhoff, R., and Paur, I. "Coffee and cancer risk, epidemiological evidence, and molecular mechanisms." *Mol Nutr Food Res* 58, 915–30 (2014).
5. Wirdefeldt, K., Adami, H. O., Cole, P., Trichopoulos, D., and Mandel, J. "Epidemiology and etiology of Parkinson's disease: a review of the evidence." *Eur J Epidemiol* 26 Suppl 1, S1–58 (2011).
6. Masterton, G. S., and Hayes, P. C. "Coffee and the liver: a potential treatment for liver disease?" *Eur J Gastroenterol Hepatol* 22, 1277–83 (2010).
7. Hosseini, A., and Hosseinzadeh, H. "A review on the effects of Allium sativum (Garlic) in metabolic syndrome." *J Endocrinol Invest* 38, 1147–157 (2015).

8. Fialová, J., Roberts, S. C., and Havlícek, J. "Consumption of garlic positively affects hedonic perception of axillary body odour." *Appetite* 97, 8–15 (2016).
9. Alkaabi, J. M., et al. "Glycemic indices of five varieties of dates in healthy and diabetic subjects." *Nutr J* 10, 59 (2011).
10. Vayalil, P. K. "Date fruits (Phoenix dactylifera Linn): an emerging medicinal food." *Crit Rev Food Sci Nutr* 52, 249–71 (2012).
11. Baliga, M. S., Baliga, B. R. V., Kandathil, S. M., Bhat, H. P., and Vayalil, P. K. "A review of the chemistry and pharmacology of the date fruits (Phoenix dactylifera L.)." *Food Res Int* 44, 1812–22 (2011).
12. Takkouche, B., et al. "Intake of wine, beer, and spirits and the risk of clinical common cold." *Am J Epidemiol* 155, 853–58 (2002).
13. Muñoz-González, I., Thurnheer, T., Bartolomé, B., and Moreno-Arribas, M. V. "Red wine and oenological extract display antimicrobial effects in an oral bacteria biofilm model." J *Agric Food Chem* 62, 4731–37 (2014).
14. Torronen, R., et al. "Berries reduce postprandial insulin responses to wheat and rye breads in healthy women." *J Nutr* 143, 430–36 (2013).

第九章　第一階段：七日重啟激瘦基因

1. Niseteo, T., et al. "Bioactive composition and antioxidant potential of different commonly consumed coffee brews affected by their preparation technique and milk addition." *Food Chem* 134, 1870–77 (2012).
2. Hursel, R., and Westerterp-Plantenga, M. S. "Consumption of milk-protein combined with green tea modulates diet-induced thermogenesis." *Nutrients* 3, 725–33 (2011).
3. Green, R. J., Murphy, A. S., Schulz, B., Watkins, B. A., and Ferruzzi, M. G. "Common tea formulations modulate in vitro digestive recovery of green tea catechins." *Mol Nutr Food Res* 51, 1152–62 (2007).

第十一章　為激瘦飲食加分的營養素和生活習慣

1. Melnik, B. C. "Milk — a nutrient system of mammalian evolution promoting mTORC1-dependent translation." *Int J Mol Sci* 16, 17048–87 (2015).
2. Liu, M., et al. "Resveratrol inhibits mTOR signaling by promoting the interaction between mTOR and DEPTOR." *J Biol Chem* 285, 36387–94 (2010).
3. Aune, D., et al. "Dairy products and colorectal cancer risk: a systematic review and meta-analysis of cohort studies." *Ann Oncol* 23, 37–45 (2012).

4. Aune, D., et al. "Dairy products, calcium, and prostate cancer risk: a systematic review and meta-analysis of cohort studies." *Am J Clin Nutr* 101, 87–117 (2015).
5. Davoodi, H., Esmaeili, S., and Mortazavian, A. "Effects of milk and milk products consumption on cancer: a review." *Compr Rev Food Sci Food Saf* 12, 249–64 (2013).
6. Wiseman, M. "The second World Cancer Research Fund/ American Institute for Cancer Research expert report. Food, nutrition, physical activity, and the prevention of cancer: a global perspective." *Proc Nutr Soc* 67, 253–56 (2008).
7. Persson, E., Graziani, G., Ferracane, R., Fogliano, V., and Skog, K. "Influence of antioxidants in virgin olive oil on the formation of heterocyclic amines in fried beefburgers." *Food Chem Toxicol* 41, 1587–97 (2003).
8. Gibis, M. "Effect of oil marinades with garlic, onion, and lemon juice on the formation of heterocyclic aromatic amines in fried beef patties." *J Agric Food Chem* 55, 10240–47 (2007).
9. Rohrmann, S., Hermann, S., and Linseisen, J. "Heterocyclic aromatic amine intake increases colorectal adenoma risk: findings from a prospective European cohort study." *Am J Clin Nutr* 89, 1418–24 (2009).
10. Nerurkar, P. V., Le Marchand, L., and Cooney, R. V. "Effects of marinating with Asian marinades or western barbecue sauce on PhIP and MeIQx formation in barbecued beef." *Nutr Cancer* 34, 147–52 (1999).
11. Rong, Y., et al. "Egg consumption and risk of coronary heart disease and stroke: dose-response meta-analysis of prospective cohort studies." *BMJ* 346, e8539 (2013).
12. Craig, W. J., Mangels, A. R., and American Dietetic Association. "Position of the American Dietetic Association: vegetarian diets." *J Am Diet Assoc* 109, 1266–82 (2009).
13. Appleby, P., Roddam, A., Allen, N., and Key, T. "Comparative fracture risk in vegetarians and nonvegetarians in EPICOxford." *Eur J Clin Nutr* 61, 1400–1406 (2007).
14. Krajcovicova-Kudlackova, M., Buckova, K., Klimes, I., and Sebokova, E. "Iodine deficiency in vegetarians and vegans." *Ann Nutr Metab* 47, 183–85 (2003).

HealthTree
健康樹　健康樹系列 162

激瘦食物燃脂飲食法

揭開「激瘦食物」的祕密，2 大階段 ×14 天飲食計畫，啟動瘦子基因，高效減掉體脂肪

The Sirtfood Diet：The revolutionary plan for health and weight loss

作　　者　艾登・高金斯（Aidan Goggins）、格林・馬登（Glen Matten）
譯　　者　王念慈
總 編 輯　何玉美
主　　編　紀欣怡
責任編輯　盧欣平
封面設計　張天薪
版型設計　葉若蒂
內文排版　許貴華

出版發行　采實文化事業股份有限公司
行銷企畫　陳佩宜・黃于庭・蔡雨庭・陳豫萱・黃安汝
業務發行　張世明・林踏欣・林坤蓉・王貞玉・張惠屏
國際版權　王俐雯・林冠妤
印務採購　曾玉霞
會計行政　王雅蕙・李韶婉・簡佩鈺
法律顧問　第一國際法律事務所　余淑杏律師
電子信箱　acme@acmebook.com.tw
采實官網　www.acmebook.com.tw
采實臉書　www.facebook.com/acmebook01

I S B N　978-986-507-418-0
定　　價　360 元
初版一刷　2021 年 7 月
劃撥帳號　50148859
劃撥戶名　采實文化事業股份有限公司
10457 台北市中山區南京東路二段 95 號 9 樓
電話：（02）2511-9798　　傳真：（02）2571-3298

國家圖書館出版品預行編目資料

/ 艾登 . 高金斯 (Aidan Goggins), 格林 . 馬登 (Glen Matten) 著 ; 王念慈譯 . -- 初版 . -- 臺北市 : 采實文化事業股份有限公司 , 2021.7
320　面 ; 14.8*21　公分 . -- (健康樹 ; 162)
譯自 : The Sirtfood Diet : the revolutionary plan for health and weight loss
ISBN 978-986-507-418-0(平裝)

1. 減重 2. 健康飲食

411.94　　110007808

采實出版集團
ACME PUBLISHING GROUP